Bartrow
Übeltäter Kiefergelenk

Der Autor

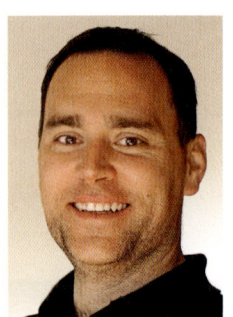

Kay Bartrow ist Physiotherapeut in einer großen Praxisgemeinschaft in Balingen und hat sich auf Craniomandibuläre Dysfunktion (CMD) spezialisiert. Seit 2002 ist er Lehrbeauftragter für Physiotherapie und gibt seit 2006 Fortbildungskurse für examinierte Physiotherapeuten. Seiner Erfahrung nach sichert das Üben zu Hause die langfristige Besserung der Symptome bei CMD. Die in seiner Praxis jahrelang bewährten Übungen hat er nun in diesem Ratgeber zusammengefasst.

Kay Bartrow

Übeltäter Kiefergelenk

Endlich wieder entspannt und schmerzfrei:
60 Übungen mit Soforteffekt

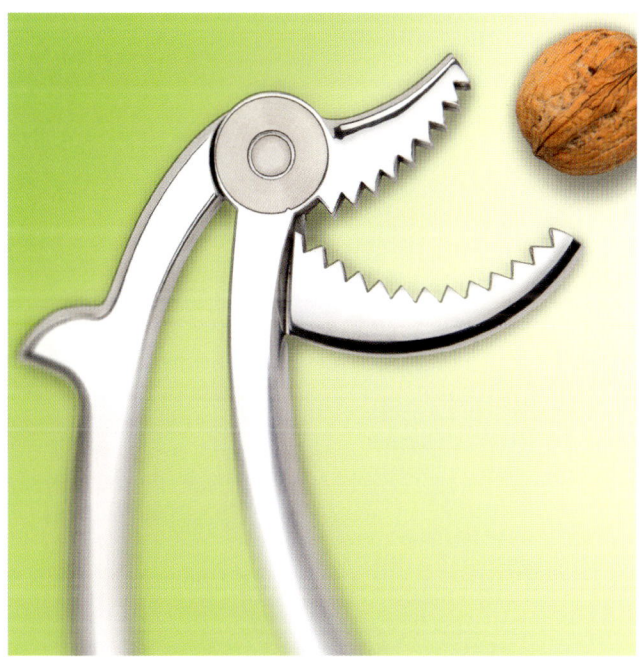

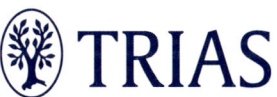

Inhalt

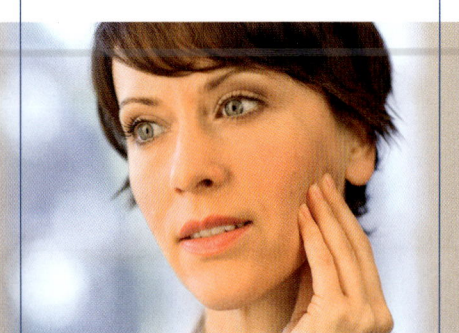

Das Kiefergelenk
Wie funktioniert eigentlich das Kiefergelenk? Das kleine Scharnier, das so großen Einfluss auf das Wohlbefinden haben kann. Lesen Sie, wie seine filigranen Bauteile ineinandergreifen, damit Kauen, Sprechen und Schlucken reibungslos gelingen.

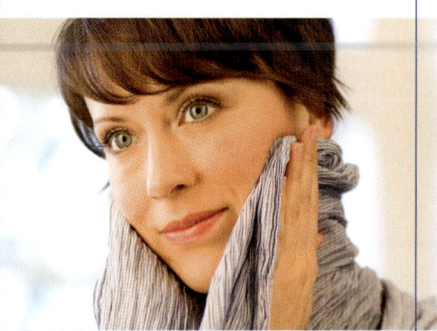

Symptome und Auswirkungen
Viele der umliegenden Organe werden durch das Kiefergelenk beeinflusst. Erfahren Sie, wie Stress auf diese Region wirkt. Informieren Sie sich, welche Möglichkeiten für Diagnose und Behandlung bestehen.

7 **Vorwort**

9 **Das Gelenk: Aufbau und Funktion**

10 **Klein, aber mächtig**
10 Lage und Einfluss auf andere Körperregionen
12 Was kann das Gelenk stören?
13 Wie die Störungen entstehen
14 Wie zeigen sich Kiefergelenksstörungen?
15 **Special:** Wo finde ich Hilfe?

16 **Das Kiefergelenk und seine Nachbarn**
20 **Special:** Kleine Mechanik der Kiefergelenke

23 **Symptome und ihre Auswirkungen**

24 **Das Kiefergelenk und seine Strahlkraft**
24 Symptome am Kiefergelenk
25 Symptome an den Zähnen
26 Symptome am Kopf und im Gesicht
28 Symptome in Nacken und Halswirbelsäule
28 Symptome im Ohr
29 Symptome im Auge
30 Symptome am Hals

31 **Körperhaltung und Stress**
32 Stress und seine Folgen
32 Beste Freunde: Körperhaltung und Kiefergelenk
35 **Special:** Der Selbsttest
37 Wie sich Stress auswirkt

40 **Wer untersucht wie die Kiefergelenke?**
41 Zahnärztliche Untersuchung
43 Physiotherapeutische Untersuchungen
45 Andere Fachdisziplinen

46 **Wer behandelt die Kiefergelenke – und wie?**
46 Physiotherapie
47 Zahnärztliche Therapie
49 Orthopädische Behandlungsmaßnahmen

Inhalt

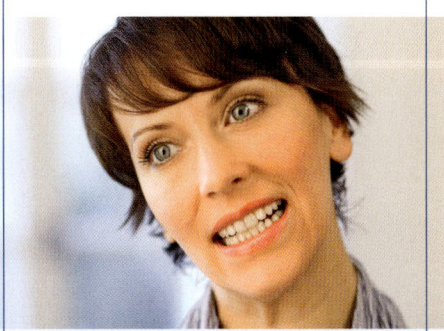

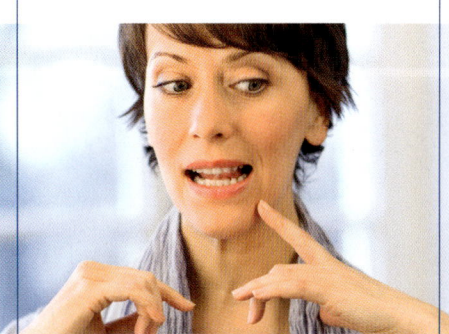

Kleines Gelenk – große Wirkung

Wussten Sie, dass Sie zum Lachen 15 und zum Stirnrunzeln 43 Muskeln des Kopfes benötigen? Dass Sie pro Tag etwa 600-mal schlucken? An all diesen Aktionen ist das Kiefergelenk mit beteiligt. Es ist zwar klein, hat aber große Aufgaben. Ihm gebührt deshalb eigentlich viel Aufmerksamkeit. Allerdings nehmen die meisten Menschen das Gelenk erst zur Kenntnis, wenn Schmerzen oder andere Probleme auftauchen.

Kopfschmerzen, Sehstörungen, Hörminderungen oder Tinnitus – die Ursache dafür kann im Kiefer liegen. Gleichzeitig bedingen z. B. eine schlechte Köperhaltung, Stress oder auch dauernde Belastung, dass das Gleichgewicht des Gelenks leidet. Schäden wie Arthrose können entstehen. Einfache Übungen können dabei helfen, Beschwerden in den Griff zu bekommen.

In einem ersten Schritt schauen Sie: Wo liegen die Beschwerden genau? Ein kleiner Fragebogen liefert Hinweise. Dann prüfen Sie die Beweglichkeit des Mundes – denn dass die Kiefer so weit öffnen, wie sie sollten, ist gar nicht selbstverständlich. Bereits an dieser Stelle erhalten Sie Tipps für hilfreiche Übungen. Viele weitere Trainingsvorschläge finden Sie im letzten Teil des Buches. So lernen Sie Ihr Kiefergelenk zu trainieren.

Übungen

Helfen Sie sich selbst. Mit effektiven Übungen können Sie die Beschwerden im Kiefer lindern oder gar beseitigen. Prüfen Sie, wo Sie Ihre „schwache" Seite haben und stärken Sie sie mit gezielten Übungen, die sie zu einem individuellen Übungsprogramm verbinden können.

51 **Selbsttest und Übungen**
52 **Schauen Sie genau hin!**
52 Der Fragebogen
54 Prüfen Sie die Beweglichkeit
61 Special: **Übungsprogramme**

63 **Unterstützen Sie Ihre Genesung**
63 Wenn die Muskeln schmerzen
72 Wenn die Kieferregion schmerzt
79 Wenn das Kiefergelenk knackt oder reibt
87 Wie Sie Wärme und Kälte nutzen

89 **Den ganzen Körper trainieren**
89 Stärken Sie Ihre Halswirbelsäule
95 Lockern Sie Ihre Schultern
96 Bleiben Sie aufrecht – die gute Körperhaltung
101 Machen Sie Ihre Brustwirbelsäule beweglich
105 Entspannen Sie sich
108 Register
110 Literatur

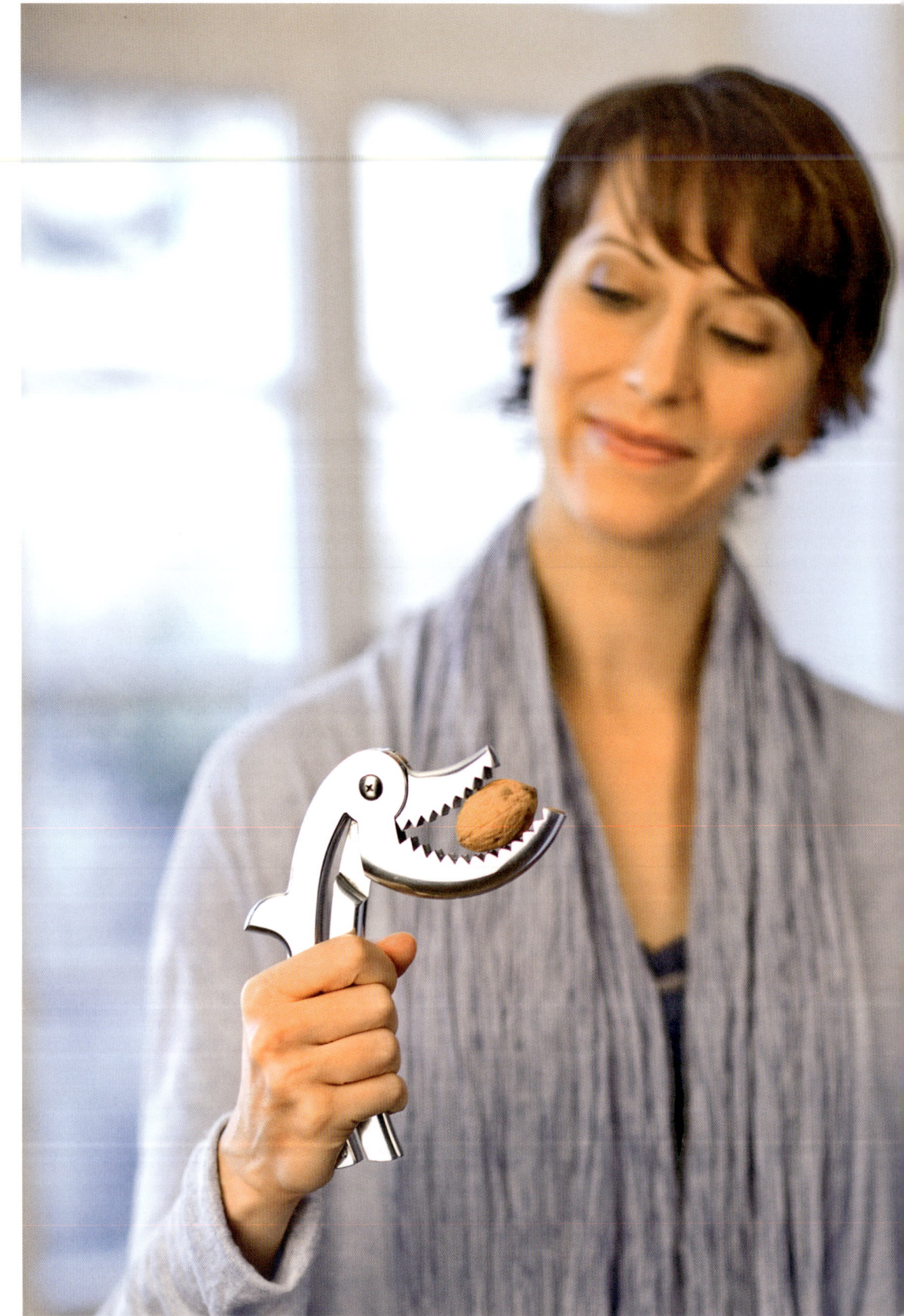

Vorwort

Liebe Leserinnen, liebe Leser,

das Kiefergelenk ist ein sehr oft benutztes Gelenk unseres Körpers – wir benötigen es um zu sprechen, zu lachen, zu kauen, Grimassen zu schneiden … Dieses kleine Gelenk hat gleichzeitig eine große Wirkung: Wenn die feine Mechanik nicht 100-prozentig stimmt, kann das auf viele andere Systeme im Körper wirken, und diese nachteilig beeinflussen. Sie leiden vielleicht häufig unter Kopfschmerzen, für die noch keine Ursache gefunden werden konnte? Oder Sie haben knackende oder schleifende Geräusche im Kiefergelenk, wenn Sie es bewegen? Oder etwa ein Ohrgeräusch, einen Tinnitus? Die Ursache kann eine Störung am Kiefergelenk sein. Umgekehrt wirken Stress, ständige Anspannung und eine schlechte Körperhaltung auf das Kiefergelenk und können es in Mitleidenschaft ziehen. Das Kiefergelenk reagiert sehr schnell auf Veränderungen der Körperhaltung, auf muskuläre Verspannungen in Schulter und Nacken und vor allem auf Stress. Dabei arbeitet das Kiefergelenk als Organ, das Stress verarbeitet – indem es uns durch übermäßige Aktivität hilft. Wie der Volksmund es treffend ausdrückt: „Da musst Du Dich durchbeißen." Und das wird häufig zu wörtlich genommen. Deshalb: Machen Sie sich an den richtigen Stellen locker und stark! Wie, das zeigt Ihnen dieses Buch. Es möchte Ihnen ein Leitfaden sein und aufzeigen, welchen Einfluss das Gelenk auf die Gesundheit hat. Zuerst beschreibt es die Zusammenhänge zwischen Gelenk und anderen Regionen des Körpers. Mit einem Selbsttest können Sie für sich herausfinden, welche Schwierigkeiten Sie womöglich mit dem Kiefer haben – und eine Lösung für sich finden. Denn im letzten Teil des Buches finden Sie viele Übungen, die das Kiefergelenk – abhängig von der Art der Beschwerden – trainieren, sodass Beschwerden verbessert werden oder gar verschwinden. Unser Körper lebt und wächst durch Bewegung. Natürlich stets in der richtigen Dosis
- der Gebrauch erhält,
- Training kräftigt,
- Überlastung schädigt.

Das gilt auch für das Kiefergelenk. Als Teil unseres Bewegungsapparats unterliegt der Kiefer denselben Gesetzen wie alle anderen Gelenke. Durch seine vielfältige Vernetzung benötigt es gleichzeitig eine besondere Form der Körperpflege. Mit dem grundlegenden Wissen, das dieses Buch vermittelt, können Sie Ihren Trainingsbedarf ermitteln sowie wichtige und erforderliche Schritte einleiten.

Dieses Buch kann auch Ärzten und Therapeuten eine erweiterte Sichtweise auf die Funktionsstörungen ihrer Patienten vermitteln und den Blick über den sprichwörtlichen Tellerrand erweitern.

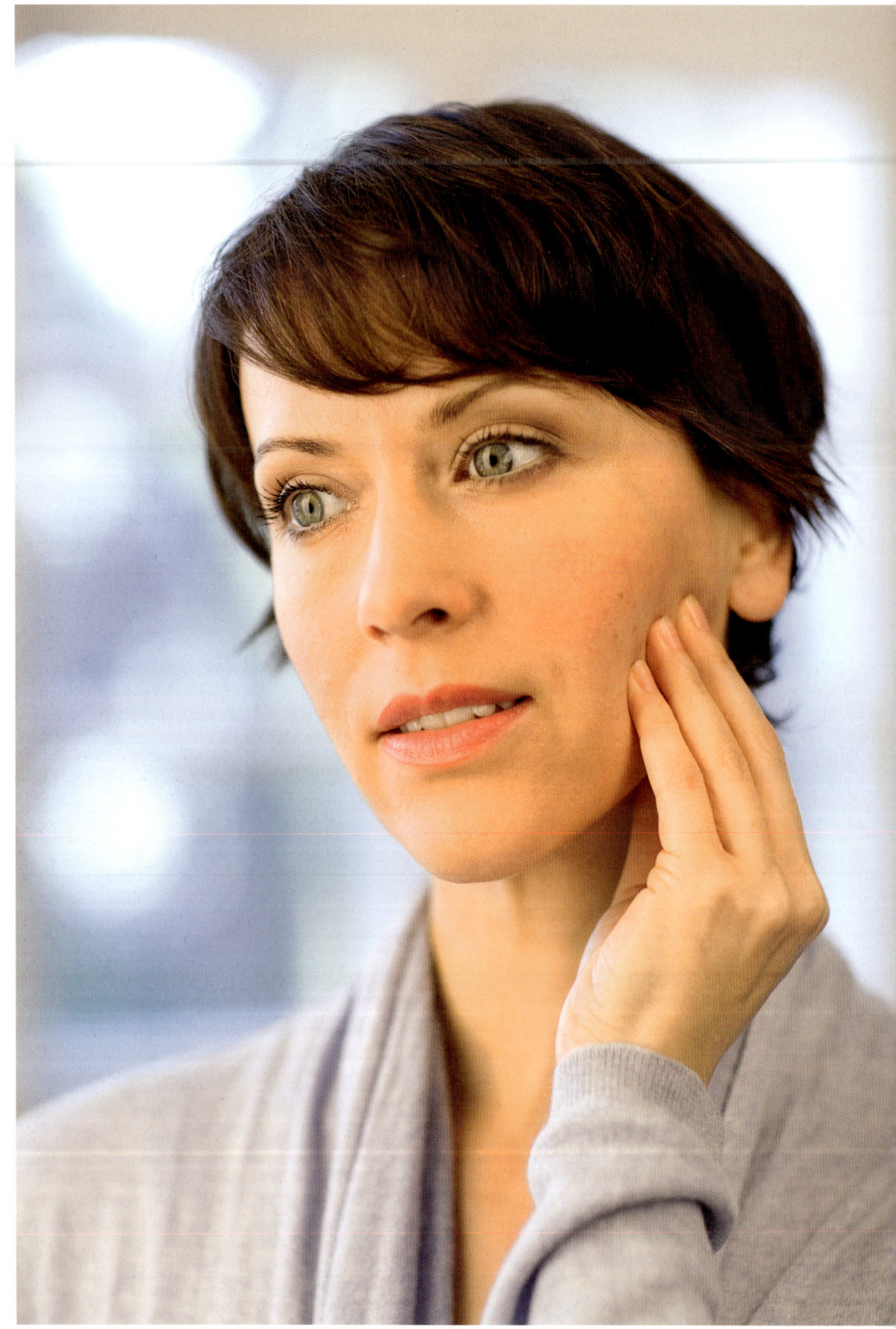

Das Gelenk:
Aufbau und Funktion

Um zu verstehen, wie sich Probleme mit dem Kiefergelenk entwickeln, muss man wissen, wie es funktioniert. Bei diesem filigranen Gebilde sind alle Strukturen fein miteinander verzahnt. Lesen Sie, wie dieses Wunderwerk arbeitet.

DAS GELENK: AUFBAU UND FUNKTION

Klein, aber mächtig

Wenn das Kiefergelenk geschädigt ist, kann das ausstrahlen auf Auge, Ohr und ganze Bewegungsabläufe. Wie aber kann das sein? Zum einen ist das bedingt durch die räumliche Nähe, zum anderen kann, z. B. eine schwere Verspannung zu einer Fehlhaltung führen, die sich auf den ganzen Körper auswirkt. Lassen Sie sich das näher erklären!

Lage und Einfluss auf andere Körperregionen

Das Kiefergelenk liegt recht zentral im Gesichts- bzw. im Schädelbereich und hat viele Einflüsse auf den gesamten Körper und seine Funktionen. Angrenzende Körperregionen wie z. B. die Augen, Ohren, der Halswirbelsäulenbereich oder auch der vordere Hals und die Schultern sind über Muskeln und die zugehörigen Nerven direkt mit dem Kiefergelenk verbunden und können durch Störungen in der Kiefergelenksfunktion beeinträchtigt werden.

wichtig

Eine Kiefergelenksstörung kann sich hinter anderen Beschwerden wie Kopf-, Gesichts- oder Zahnschmerzen, Sehstörungen oder auch Ohrproblemen verbergen.

Das führt häufig dazu, dass Kiefergelenksstörungen (sogenannte Cranio-Mandibuläre Dysfunktionen) nicht erkannt und deshalb auch nicht behandelt werden können. In der Tabelle auf Seite 11 sind mögliche Symptome (Krankheitszeichen) in den Körperregionen aufgeführt, die eine Kieferstörung hervorrufen kann. Diese Tabelle zeigt schon, welche umfangreichen Probleme vom Kiefergelenk ausgehen können. Natürlich ist es ebenso wichtig und erforderlich, bei entsprechenden Symptomen in einem dieser Bereiche einen Facharzt aufzusuchen und die Krankheitszeichen untersuchen zu lassen. Bei Sehstörungen etwa sollte ein Augenarzt untersuchen, ob es sich um eine Erkrankung der Augen handelt. Kann der Facharzt keine direkte Störung oder Erkrankung erkennen, ist eine gestörte Kiefergelenksfunktion als Ursache für die Beschwerden durchaus möglich.

Wenn man den neuesten medizinischen Untersuchungen zum Thema Kieferstörungen Glauben schenkt, sind immerhin bei über 70 % der Bevölkerung in Deutschland Symptome einer Kiefergelenksstörung zu finden. Bei 10 bis 15 % (mit steigender Tendenz) dieser Gruppe ist der Leidensdruck durch Bewegungseinschränkungen oder Schmerzen so groß, dass eine Behandlung der Kiefergelenke erforderlich wird, um eine weitreichende Beeinträchtigung der Lebensqualität zu vermeiden. Weil Störungen der Kiefergelenksfunktion so unterschiedliche Krankheitszeichen haben, ist das auch eine der größten Schwierigkeiten, mit denen die Betroffenen und die beteiligten Ärzte zu kämpfen haben. Häufig sind die Symptome in anderen Körperregionen deutlicher oder intensiver zu finden, und es lässt sich kein direkt erkennbarer Zusammenhang zum Kiefergelenk herstellen. Deshalb muss man zuerst wissen, wonach man suchen muss.

Krankheitszeichen, die auf eine Kieferstörung hinweisen können.

Körperregion	Krankheitszeichen mit möglicher Beteiligung des Kiefergelenks
Kopf	- Kopfschmerzen - Druckgefühl, Spannungsgefühl - Kribbeln - Schwindel
Gesicht	- Gesichtsschmerzen - Taubheitsgefühle - Kribbeln
Kiefergelenk (lokal)	- Kiefergelenkschmerzen - Mundsperre - Aufbissschmerz - Schmerzen bei direktem Druck - Kauschmerzen
Zähne	- Zahnschmerzen
Augen	- Sehstörungen (verschwommenes Sehen) - verstärktes Tränen der Augen - verstärktes Druckgefühl hinter den Augen - Schwindel
Ohren	- plötzlich auftretende Hörprobleme - Ohrgeräusche (Tinnitus: z. B. Rauschen, Pfeifen, Dröhnen, Summen usw.) - Schwindel
Hals	- Schluckbeschwerden - vermehrt auftretende Heiserkeit - Kloßgefühl im Hals - raues Gefühl im Hals
Nacken	- Verspannungen im Nacken - Nackenschmerzen - Bewegungseinschränkungen bei Kopfbewegungen (vor allem Drehbewegungen können sich steif zeigen)
Schulter	- Schulterschmerzen - Verspannungen im Schulter-Nacken-Bereich - ausstrahlende Schmerzen von der Schulter in den Hals-Kopf-Bereich

WISSEN

Was ist eine CMD (Cranio-Mandibuläre Dysfunktion)?

Von einer sogenannten CMD spricht man bei Funktionsstörungen zwischen Ober- und Unterkiefer und an den beteiligten Muskeln und Nerven. Dabei können örtlich begrenzte Krankheitszeichen (lokale Symptome) oder auch Krankheitszeichen in entfernter gelegenen Körperabschnitten (entfernte Symptome) auftreten (vergleiche dazu die Tabelle oben). Das heißt, diese Funktionsstörungen können sich von Patient zu Patient (von Mensch zu Mensch) in verschiedener Art und Weise zeigen und auswirken.

Das Gelenk: Aufbau und Funktion

Was kann das Gelenk stören?

Die Kiefergelenke stellen die bewegliche Verbindung von Oberkiefer und Unterkiefer dar, mit deren ungestörter Funktion der Mensch sprechen, essen und schlucken kann. Diese primären Funktionen werden durch eine optimal eingestellte Zusammenarbeit aller beteiligten Strukturen, wie z. B. der Muskeln und Nerven, aber auch der Zähne gewährleistet.

wichtig

Wie in den meisten anderen Körperregionen wird auch die Funktion der Kiefergelenke häufig durch Überbeanspruchung oder direkte Verletzung gestört.

Eine lange andauernde Überbeanspruchung kann dabei die Funktionen genauso stören wie eine direkte Verletzung durch einen Unfall. Bei lange bestehenden Belastungen der Kiefergelenke drohen auch in diesem kleinen Gelenk verstärkte Abnutzungserscheinungen, die dann die Entstehung einer Arthrose und andere einschränkende Veränderungen begünstigen können. Auch werden dabei die umgebenden Muskeln und Nerven negativ in ihrer Funktion verändert. Solche Veränderungen werden unter anderem auch durch einen sogenannten Fehlgebrauch (Parafunktionen) begünstigt und beschleunigt. Dazu gehört z. B.

- Zähneknirschen (die Zähne von Ober- und Unterkiefer schieben übereinander),
- Zähnepressen (die Zähne werden stark aufeinander gepresst),
- Wangen- und Lippenbeißen.
- Wangen ansaugen.

Eine Kiefergelenksstörung (CMD) ist jedoch oft nicht nur durch eine einzelne Ursache oder einen einzigen Auslöser entwickelt. Das Kiefersystem ist eines der sensibelsten Systeme unseres Körpers und es reagiert auf kleinste Veränderungen. Jeder, der schon einmal ein kleines Stück Apfelschale (mit einer Stärke von etwa 0,1 Millimeter) zwischen den Zähnen stecken hatte, weiß, wie sehr dieses kleine Stück quälen kann. So existieren viele auslösende Faktoren, die das Kiefersystem negativ beeinflussen können – bzw. auch das Kiefergelenk stören – und die damit zum Entstehen von Funktionsstörungen in dieser Region beitragen oder bereits bestehende Fehlfunktionen aufrechterhalten können. Die wichtigsten Faktoren, die bei der Entstehung von gestörten Kieferfunktionen beteiligt sein können, sind in der Tabelle unten dargestellt.

Was die Kiefergelenke stark beansprucht oder verletzt.

Überbeanspruchungen	direkte Verletzungen
- langes ungewohntes Kauen (auch durch exzessives Kaugummikauen) - langes ungewohntes Mundöffnen (z. B. bei längeren Zahnbehandlungen) - festes bzw. hartes Zubeißen, zu schnelle und zu große Unterkieferbewegungen (Mundbewegungen wie z. B. das Gähnen)	- Knochenbrüche (Unterkieferbruch) als Unfall- oder Sturzfolge - Kapsel-, Bänderverletzungen durch extreme Belastungen (z. B. Sportverletzung: Ball an den Kopf bekommen oder im Kontaktsport: ein Schlag/Tritt an den Unterkiefer) - Muskelverletzungen (wie z. B. Zerrung, Faserriss usw.), Nervenverletzungen (z. B. durch eine Injektionsverletzung beim Zahnarzt)

Was eine CMD auslöst.

Zustand der Zähne/Zusammenpassen von Ober- und Unterkiefer (Aufbiss – oder auch Okklusion genannt)	körperliche Veränderungen	Psyche
▪ fehlende Zähne (Stütz-, Kontaktverlust) ▪ neue Zahnfüllungen ▪ nicht 100 %ig passender Zahnersatz ▪ Kiefer- oder Zahnfehlstellungen ▪ arthrotische Veränderungen (verstärkte Gelenkabnutzung) der Kiefergelenke	▪ Parafunktionen (siehe Tab. vorherige Seite) ▪ Körperhaltung (z. B. stärkere Belastung und Fehlpositionierung der Kiefergelenke bei vermehrter Sitzhaltung) ▪ Kaugummikauen, Rauchen usw.	▪ Stress in Beruf und Familie (alles, was Stress auslöst und verstärkt) ▪ Aggressionen ▪ Angst ▪ Perfektionismus

Wie die Störungen entstehen

Einen einzelnen Entstehungsmechanismus für Kiefergelenksstörungen gibt es sehr selten. Störungen an den Kiefergelenken entstehen häufig durch mehrere Faktoren. Zum einen können bereits bestehende strukturelle Veränderungen, z. B. an den Zähnen (fehlende Zähne, neue Füllungen, Brücken usw.), oder auch funktionelle Veränderungen, wie z. B. verspannte Kaumuskulatur, die Funktion der Kiefergelenke beeinflussen. In diesem Zusammenhang spricht man auch von sogenannten prädisponierenden – vorbelastenden – Faktoren, die das Entstehen von Kiefergelenksstörungen begünstigen und erklären können.

Zum anderen gibt es sogenannte initiierende – also auslösende – Faktoren wie z. B. eine Verletzung der Kiefergelenke oder eine Überbeanspruchung bei exzessivem Kaugummikauen. Weitere „unterhaltende" Faktoren sind z. B. Stress oder eine neue ungewohnte Körperhaltung (auch eine zwanghaft eingenommene Körperhaltung bei ungewohnten oder neuen Tätigkeiten kann dazu beitragen). Häufig finden sich an Betroffenen viele der hier aufgelisteten Entstehungsfaktoren.

Mögliche Veränderungen am Gelenk

Schäden am und Probleme mit dem Kiefergelenk, die eine Beeinträchtigungen zur Folge haben, lassen sich in drei Gruppen einteilen.

◂ Was eine Kiefergelenkstörung auslösen kann.

Das Gelenk: Aufbau und Funktion

Strukturelle Veränderungen
- Zahnveränderungen
  - fehlende Zähne
  - neue Füllungen, Inlays, Brücken, Kronen oder Implantate
- knöcherne Veränderungen
  - Fraktur (Bruch) des Unterkiefers
  - Arthrose (Abnutzung) am Kiefergelenk → Entrundung der Gelenkflächen
- muskuläre Veränderungen
  - dauerhaft verspannte Kaumuskulatur

Auslösende Faktoren
- Überbeanspruchung
  - exzessives Kaugummikauen
  - ungewohnt langes Reden
  - ungewohnt große Bewegungen, z. B. beim Gähnen
  - starkes Zubeißen bei harten Speisen

- Verletzung
  - direkte Verletzung durch einen Schlag oder einen Tritt gegen den Kiefer
  - Sportverletzungen durch Kontakt mit dem Sportgerät (Ball oder z. B. Squash-Schläger)

Unterhaltende Faktoren
- Stress
  - beruflicher Stress
  - emotionale Stressbelastung (Beziehung, Scheidung usw.)
  - Perfektionismus (immer allen alles recht machen wollen; nicht „NEIN" sagen können)
- Körperhaltung/Belastung
  - dauerhafte Überlastung des Kiefersystems
  - überwiegend sitzende Tätigkeiten ohne adäquaten Ausgleich (z. B. Sport)

Wie zeigen sich Kiefergelenksstörungen?

Häufig finden sich direkt am Kiefergelenk Störungen, die sich durch Schmerzen, z. B. bei Mundöffnung (eine schmerzhaft eingeschränkte Mundöffnung), oder auch beim Kauen äußern können. Ebenfalls sehr häufig sind Gelenkgeräusche (Knacken oder Reiben) bei Bewegungen des Kiefers zu finden. Muskuläre Verspannungen, die sich meist auf leichten Druck von außen zeigen, sind ebenfalls oft mit von der Partie. Durch mechanische Reizung der Nerven in der Kieferregion (z. B. durch Reiben der Nerven an Knochen oder anderen Strukturen) kann sich ein vorhandener Schmerz auch auf die Gesichts- oder Kopfregion ausdehnen und so für Gesichtsschmerzen oder auch Kopfschmerzen sorgen.

Im weiteren Verlauf können sich solche schmerzhaften Störungen auch auf die unmittelbar angrenzenden Körperregionen ausdehnen. So können Kiefergelenksstörungen Schmerzen in Schulter und Nacken verursachen oder auch muskuläre Verspannungen. Weitere Bereiche, die unter dem Einfluss der Kiefergelenke Störungen aufweisen können, sind in der Tabelle auf Seite 11 dargestellt.

Wie erkenne ich eine Funktionsstörung?

Da sich Störungen der Kiefergelenke auf unterschiedlichste Arten zeigen können, sollten Sie für eine gesicherte Diagnose stets einen Arzt (Zahnarzt oder Kieferorthopäde) oder einen Physiotherapeuten mit Spezialisierung in diesem Fachgebiet aufsuchen. Für Patienten, die Beschwerden in einem der oben genannten angegebenen Körperbereiche haben, kann es hilfreich sein, die Funktionen der Kiefergelenke genauer zu analysieren. Dies kann mit einem einfachen Fragebogen beginnen.

KLEIN, ABER MÄCHTIG

Wo finde ich Hilfe?

Die meisten Menschen mit Beschwerden suchen bei Symptomen zuerst den Hausarzt oder den Zahnarzt auf. Vielleicht wird er Sie nach einer eingehenden Untersuchung direkt an einen Facharzt überweisen. Besprechen Sie mit ihm, welcher Experte der „richtige" ist. Und haben Sie stets im Hinterkopf, dass auch Probleme mit dem Kiefer zu Kopfschmerzen und verschiedenen anderen Symptomen führen können.

Je nach Art der Beschwerden ist eine Untersuchung beim zuständigen Facharzt unerlässlich. Die Tabelle unten zeigt eine kleine Aufstellung von möglichen Beschwerden mit der zugehörigen medizinischen Fachdisziplin, die eine erste Entscheidungshilfe geben kann. Eine wichtige Anlaufstelle für Untersuchungen und Hilfestellungen ist sicherlich der Zahnarzt. Auch die Konsultation eines Kieferorthopäden kann ein richtiger Schritt sein, den Beschwerden zu begegnen. Die Ärzte werden dann das weitere Vorgehen mit Ihnen besprechen und eine geeignete Therapie einleiten.

Bei diesen Symptomen ist eine einleitende Untersuchung der Region, die die Beschwerden aufweist, vom zuständigen Facharzt zu empfehlen. Kann dabei keine befriedigende Erklärung der Beschwerden gefunden werden, sind weitere Untersuchungen sinnvoll.

Krankheitszeichen – wen suche ich auf?

Krankheitszeichen	Primär zuständige medizinische Fachdisziplin
Beschwerden im Kopfbereich chronische Kopfschmerzen, Druckgefühl – Spannungsgefühl, Kribbeln, Schwindel, Beschwerden im Gesichtsbereich, Gesichtsschmerzen, Taubheitsgefühle, Kribbeln	Neurologe
Kiefergelenkschmerzen Mundsperre, Aufbissschmerz, Schmerzen auf direkten Druck, Kauschmerzen	Zahnarzt/Kieferorthopäde
Zahnschmerzen	Zahnarzt
Sehstörungen (verschwommenes Sehen) verstärktes Tränen der Augen, verstärktes Druckgefühl hinter den Augen, Schwindel	Augenarzt
Beschwerden am Ohr plötzlich auftretende Hörprobleme, Ohrgeräusche (Tinnitus: z. B. Rauschen, Pfeifen, Dröhnen, Summen usw.), Schwindel, Beschwerden im Hals, Schluckbeschwerden, vermehrt auftretende Heiserkeit, Kloßgefühl im Hals, raues Gefühl im Hals	HNO-Arzt
Beschwerden im Bereich der Halswirbelsäule Verspannungen im Nacken, Nackenschmerzen, Bewegungseinschränkungen bei Kopfbewegungen (v. a. Drehbewegungen können sich steif zeigen), Beschwerden im Schulterbereich, Schulterschmerzen, Verspannungen im Schulter-Nacken-Bereich, ausstrahlende Schmerzen von der Schulter in den Hals-Kopf-Bereich	Orthopäde

Das Gelenk: Aufbau und Funktion

Das Kiefergelenk und seine Nachbarn

An Kopf und Hals liegen viele verschiedene Strukturen eng beieinander. Viele Nerven kreuzen über Knochen; Muskeln sorgen dafür, dass der Kopf in Position bleibt. Ist das Gleichgewicht gestört oder reibt etwa ein Nerv an einem Knochen, sind das Resultat Schmerzen – durch verspannte Muskeln oder mechanische Reizung. Lesen Sie über die engen Beziehungen des Kiefergelenks.

Damit Sie sich selbst bei bestehenden Beschwerden sicher und effektiv helfen können, sollten Sie ein möglichst großes Verständnis der Strukturen des Problembereiches haben. Für ein grundlegendes Verständnis der Funktionen einer Körperregion ist es wiederum wichtig, etwas über die einzelnen Bestandteile dieser Körperregion zu erfahren. Vor allem Kenntnis über die Lage dieser Bestandteile und die Verbindungen zu anderen Regionen des Körpers ist grundlegend. Die zentralen Bestandteile eines Gelenkkomplexes (wie der Kieferkomplex) sind die Knochen, die das Gelenk bilden, Muskeln, die das Gelenk bewegen und steuern, und nicht zu vergessen die Nerven, die die Informationen für Bewegungen und Aktivitäten vom Gehirn an diese Strukturen transportieren.

Für die Kiefergelenke, die als mechanischer Komplex stets beidseits arbeiten (wenn der Mund bewegt wird, sind immer beide Kiefer-

▼ Wie arbeitet das Kiefergelenk?

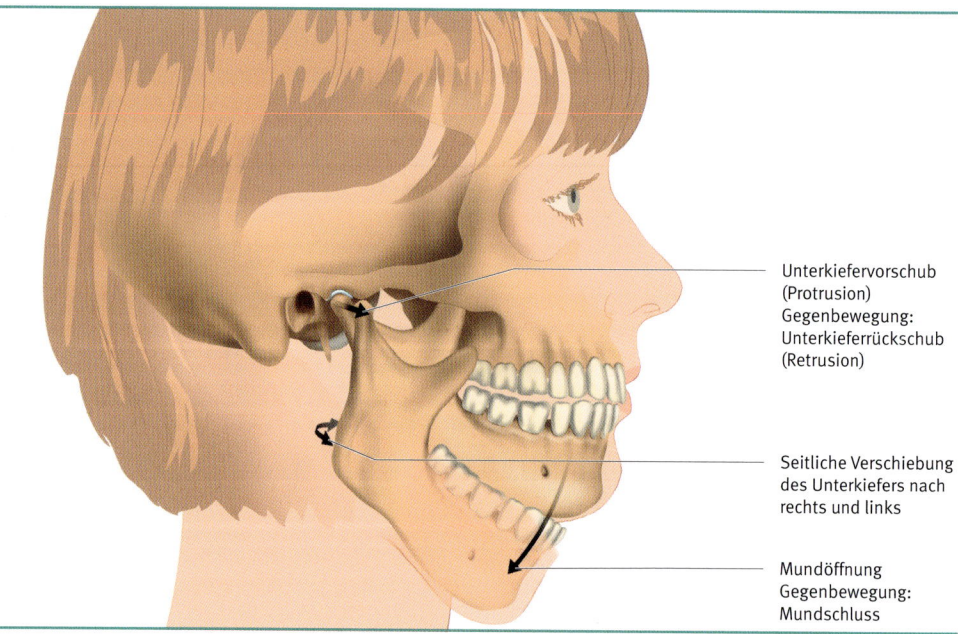

Unterkiefervorschub (Protrusion)
Gegenbewegung: Unterkieferrückschub (Retrusion)

Seitliche Verschiebung des Unterkiefers nach rechts und links

Mundöffnung
Gegenbewegung: Mundschluss

Das Kiefergelenk und seine Nachbarn

Zentrale Bestandteile der Kiefergelenke.

Bestandteile der Kiefergelenke	Bauteile
Kiefergelenke	knöcherne Gelenkpfanne knöchernes Gelenkköpfchen des Unterkiefers Gelenkkapsel Diskus artikularis als Gelenkpuffer (Schutz für die Knorpelflächen)
Muskeln	Kaumuskeln Mundbodenmuskeln Gesichtsmuskeln
Nerven	N. trigeminus (der Kiefergelenksnerv), der mit seinen drei Ästen die Gesichtsregion und vor allem das Kiefergelenk mit den Kaumuskeln versorgt und steuert. N. facialis (der Gesichtsnerv), der die Gesichtsmuskeln steuert. Von diesen zwei Nerven gehen viele kleine Verästelungen aus, die in viele Kopf- und Gesichtsbereiche reichen und somit viele Verbindungen zum Kiefergelenk schaffen.

gelenke – rechts und links – daran beteiligt), sind zunächst die folgenden, in der Tabelle oben dargestellten Strukturen relevant. Nur wenn alle beteiligten Strukturen optimal zusammenarbeiten, ist eine reibungslose und normale Funktion der Kieferregion möglich. Eine normale Funktion kann so aussehen:

Die Nerven müssen die Informationen über geplante Bewegungen und Aktionen von der Zentrale (vom Gehirn) an die Zielorgane, die Muskeln und das Bindegewebe, transportieren. Diese Muskeln müssen dann die Knochen, also das Gelenk, optimal mit dem richtigen Krafteinsatz und der für die Bewegung erforderlichen Geschwindigkeit bewegen und fein steuern.

Ist ein Schritt in dieser Funktionskette nicht optimal auf den Rest abgestimmt, sind Störungen oder im schlimmeren Fall auch Verletzungen in der Kieferregion möglich: Der Kiefer kann womöglich nicht mehr frei in alle Rich-

tungen bewegt werden oder das Gelenk ist stark abgenutzt (Arthrose), was zu verstärkter Reibung und damit Beschwerden führen kann. Unter ruckartigen Bewegungen wie Gähnen

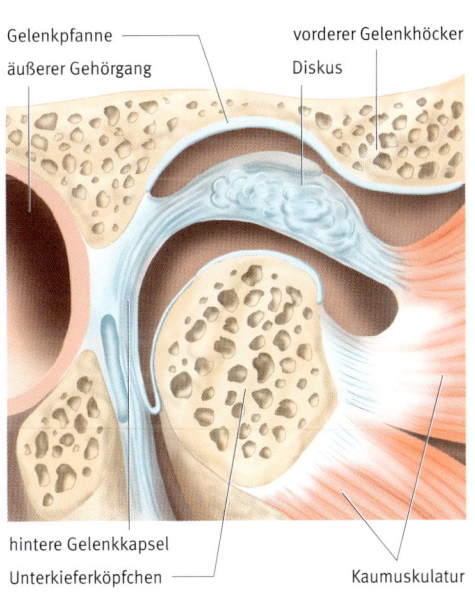

▶ So ist das Kiefergelenk aufgebaut.

Das Gelenk: Aufbau und Funktion

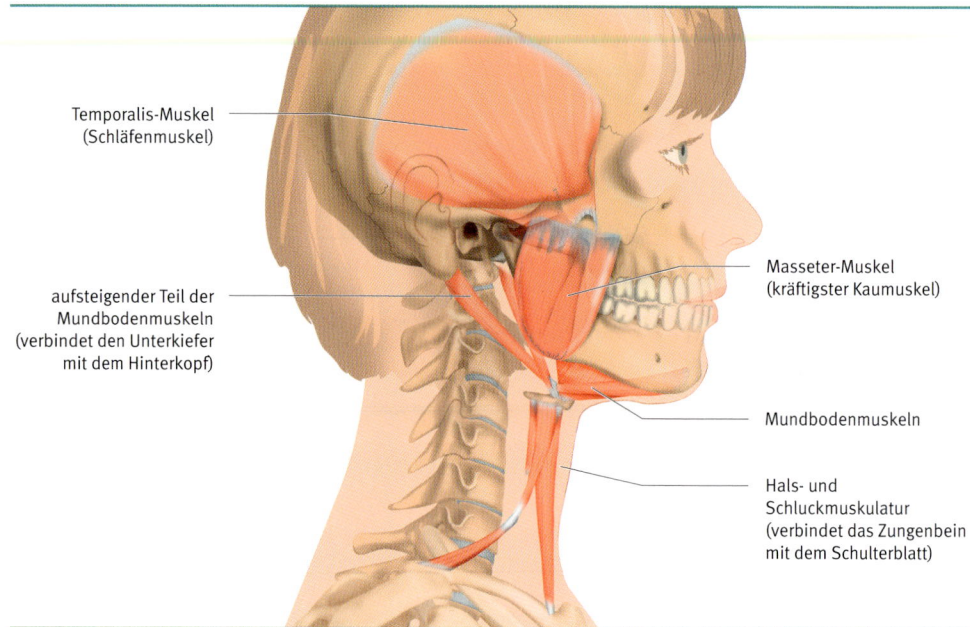

- Temporalis-Muskel (Schläfenmuskel)
- aufsteigender Teil der Mundbodenmuskeln (verbindet den Unterkiefer mit dem Hinterkopf)
- Masseter-Muskel (kräftigster Kaumuskel)
- Mundbodenmuskeln
- Hals- und Schluckmuskulatur (verbindet das Zungenbein mit dem Schulterblatt)

▲ Welche Muskeln helfen beim Kauen und verbinden das Zungenbein mit dem Schultergürtel?

oder langes Mundöffnen beim Zahnarzt entstehen vielleicht Risse in der Gelenkkapsel. Wenn sich der Diskus (Faserknorpel, der wie eine Scheibe zwischen den Flächen im Gelenk liegt und die Reibung der Flachen aneinander mindert) nach vorne verlagert, ergibt sich häufig ein Gelenkknacken bei Mundbewegungen. Eine Verhärtung der Muskeln oder auch deren Verletzung etwa durch Zerrungen oder Risse seinerseits kann die Beweglichkeit und Kraft des Gelenks einschränken. Sind die Nerven mechanisch gereizt, z. B. durch verhärtete Muskeln oder Bewegungsstörungen, kann diese Irritation Fehlversorgungen und Schmerzen auslösen.

Ein Blick in und auf das Kiefergelenk

Um die Auswirkungen von Störungen besser zu verstehen, hilft ein Blick auf den Aufbau des Kiefergelenks mit all seinen wesentlichen Strukturen. Dazu gehören Muskeln, Knochen und Nerven.

Bei einem Querschnitt durch das Kiefergelenk lassen sich die fein aufeinander abgestimmten Strukturen und deren Funktionen besser erkennen und erahnen. Einige Zahlen belegen die Feinmechanik des Kiefers: Der Schädel besteht aus 29 Knochen, zum Lachen brauchen wir 15 und zum Stirnrunzeln 43 Muskeln. Bei jedem Schlucken beißen wir die Zähne zusammen: Jeder Mensch schluckt etwa 600-mal pro Tag.

Die für viele Krankheitsgeschehen wichtigen Muskeln des Kiefersystems lassen sich einfach einteilen in Kaumuskeln und Gesichtsmuskeln. Zu den eigentlichen Kaumuskeln, also den Muskeln, die auch tatsächlich primär den Kauvorgang als Funktion haben, gehören die oben dargestellten Muskeln. Die mittlere Kaukraft eines Backenzahnes beträgt 1900 Newton. Das entspricht etwa der Kraft, die ein Mensch be-

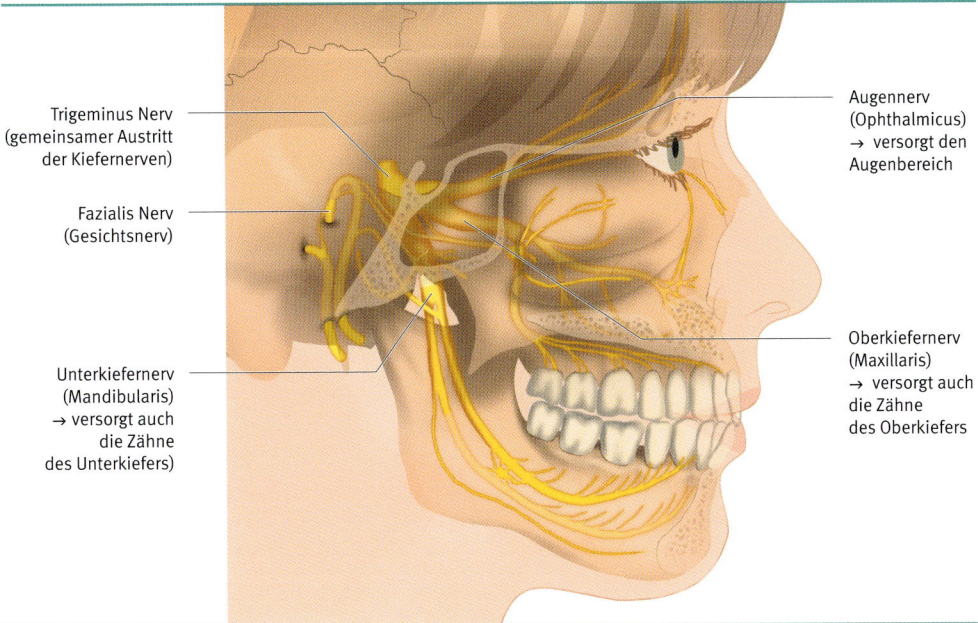

Trigeminus Nerv (gemeinsamer Austritt der Kiefernerven)

Fazialis Nerv (Gesichtsnerv)

Unterkiefernerv (Mandibularis) → versorgt auch die Zähne des Unterkiefers)

Augennerv (Ophthalmicus) → versorgt den Augenbereich

Oberkiefernerv (Maxillaris) → versorgt auch die Zähne des Oberkiefers

▲ Diese Nerven geben dem Gelenk die Impulse.

nötigt, um eine 190 Kilogramm schwere Hantel hochzustemmen.

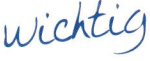

Die Muskeln des Mundbodens arbeiten beim Kauen und Schlucken ebenfalls mit und dürfen bei Verspannungen oder Bewegungsstörungen des Kiefers nicht vergessen werden.

Ebenfalls noch zu den Kiefermuskeln gehören die der folgenden Abbildung gezeigten „Infrahyoidalen Muskeln". Sie verbinden das Kiefersystem mit dem Schulterbereich und können damit auch für durch das Kiefergelenk ausgelöste Beschwerden in der Schulterregion verantwortlich sein.

Weitere, bei einer Kiefergelenksstörung interessante Muskeln sind die Muskeln des Gesichtsbereiches. Sie sind zuständig für unser Mienenspiel und sorgen für unseren einzigartigen Gesichtsausdruck. Durch ihre direkte Lage unmittelbar bei den Kiefergelenken sind Wechselwirkungen auch hier nicht auszuschließen.

Auch von den Nerven, die in der Kieferregion verlaufen und dort eine spezifische Funktion erfüllen, geht stets eine potenzielle Gefahr für Funktionsstörungen aus. Nerven haben immer zwei wichtige Komponenten. Zum einen übermitteln sie Informationen aus dem Gehirn in die Region. Diese Funktion kann durch Erkrankungen oder Verletzungen gestört sein. Zum anderen schlummert in den Nerven auch eine mechanische Komponente. Sie liegt in der direkten Nachbarschaft der angrenzenden Gewebe. Das heißt, jeder Nerv hat in seinem Verlauf Kontakt zu anderen Geweben (Muskeln, Sehnen, Knochen usw.), die er durchläuft. In diesem Verlauf kann der Nerv auch mechanisch gereizt werden und Beschwerden auslösen.

Das Gelenk: Aufbau und Funktion

Kleine Mechanik der Kiefergelenke

Wenn Sie Ihren Kiefer ganz normal bewegen können, dann sprechen die Fachleute von sogenannten normalen aktiven Bewegungsmaßen. Das heißt, der Mund geht auf ohne Knacken und Schmerzen, Kauen und Schlucken machen keine Probleme. Um vergleichbare Anhaltspunkte zu haben, fassen die Experten die Beweglichkeit der Gelenke gerne in Zahlen.

Bei einer normalen Funktion des Kiefersystems sollte ein Mensch diese normalen Bewegungswerte erreichen. Unter diesen Umständen kann er den Unterkiefer aktiv und beschwerdefrei in alle Richtungen bewegen. Die Tabelle unten listet diese normalen Bewegungsausmaße auf. Zeigt sich die Beweglichkeit der Kiefergelenke mit Störungen wie z. B. einer schmerzhaft limitierten (eingeschränkten) Mundöffnung oder einer Mundsperre (der Mund lässt sich in bestimmten Situationen oder nach bestimmten Bewegungen nicht mehr schließen), sind ernsthafte Störungen in der Kieferfunktion und damit auch in der Beweglichkeit anzunehmen.

Die Mechanik der Mundöffnung

Da die Kiefergelenke, wie alle Gelenke, sehr filigrane Gebilde sind, arbeiten die Strukturen fein abgestimmt aufeinander. Wer weiß, wie das Gelenk optimal funktioniert, kann Störungen daraus ableiten. Wie allein das Bewegen des Kopfes die Stellung der Kiefer beeinflusst, zeigt ein kleiner Selbsttest.
Fragen wir uns: Was passiert bei einer Mundöffnung? Das ist ganz einfach. Der Gelenkkopf dreht und gleitet unter den vorderen Gelenkhöcker; dabei wird der Diskus, der sich zwischen Gelenkhöcker und Gelenkpfanne befindet, mit nach vorne unter den vorderen Gelenkhöcker verlagert.
Daraus können wir mögliche mechanische Störungen bei der Mundöffnung ableiten:
- Durch Arthrose verursachte Veränderungen beeinträchtigen das Drehen und/oder das Gleiten des Gelenkkopfes – es entsteht ein Reiben oder auch ein Knacken, evtl. auch eine schmerzhaft eingeschränkte Mundöffnung.
- Der Diskus wird durch eine Gelenkfehlstellung oder zu

Wie beweglich ist ein gesunder Unterkiefer?

Bewegungsrichtung	Normales Bewegungsausmaß
Mundöffnung (Depression)	größer als 40 mm bis 55 mm (40 mm stellen dabei die normale Untergrenze der Mundöffnung dar – 55 mm stellen hingegen die normale Obergrenze der Mundöffnung dar)
Seitausweichbewegung nach rechts bzw. links (Laterotrusion nach rechts/links)	11 mm–15 mm
Vorschub des Unterkiefers (Protrusion)	7 mm–10 mm
Rückschub des Unterkiefers (Retrusion)	0 mm–3 mm

Das Kiefergelenk und seine Nachbarn

> **TIPP**
>
> **Lassen Sie sich untersuchen!**
> Wenn Sie bei sich Abweichungen von diesen Normwerten der Beweglichkeit des Unterkiefers feststellen, die länger als drei bis sieben Tage andauern, kann eine ernst zu nehmende Störung der Kiefergelenke vorliegen. Lassen Sie in dem Fall die Kiefergelenke auf eine Funktionsstörung hin untersuchen und quälen Sie sich nicht lange mit den Beschwerden.

hohe Muskelkräfte nach vorne verlagert und dabei kann er vom Gelenkkopf abspringen – dabei können Knackgeräusche entstehen oder auch schmerzhafte Bewegungseinschränkungen.

- Störungen der beteiligten Muskulatur sind ebenfalls jederzeit möglich, z. B. dauerhafte Verspannungen oder unkontrollierte Anspannungen bei bestimmten Bewegungen/Aktivitäten.

Testen Sie die Mechanik der Kiefer

Rein mechanisch ist das Kiefergelenk in seiner Funktion stark von der Kopfposition abhängig. Machen Sie dazu folgenden kleinen Selbsttest:

Schauen Sie nach vorne und bringen Sie bitte die Zähne langsam zusammen – also den Mund kontrolliert schließen. Dabei achten Sie bitte auf den ersten Zahnkontakt (welche Zähne treffen wo als Erstes aufeinander?). Sie beurteilen dabei das erste Aufeinandertreffen der Zähne des Oberkiefers mit den Zähnen des Unterkiefers. Diesen ersten Zahnkontakt merken Sie sich bitte.

Nun drehen Sie den Kopf nach rechts, halten den Kopf so gedreht und schließen wiederum den Mund auf dieselbe Art und Weise wie zuvor. Der erste Zahnkontakt sollte sich nun verändert haben.

Dies funktioniert auch mit einer Drehung des Kopfes nach links. Dabei entsteht wieder ein neuer erster Zahnkontakt. Aus dieser kleinen Übung lässt sich erkennen, dass die mechanische Funktion der Kiefergelenke mitunter von der Kopfstellung und der Kopfbeweglichkeit, und damit von der Beweglichkeit der Halswirbelsäule, abhängt und beeinflusst werden kann.

Ebenfalls können alle Veränderungen, die die Kopfbeweglichkeit und Halswirbelsäulenbeweglichkeit beeinflussen, als mögliche mechanische Irritationsquellen infrage kommen.

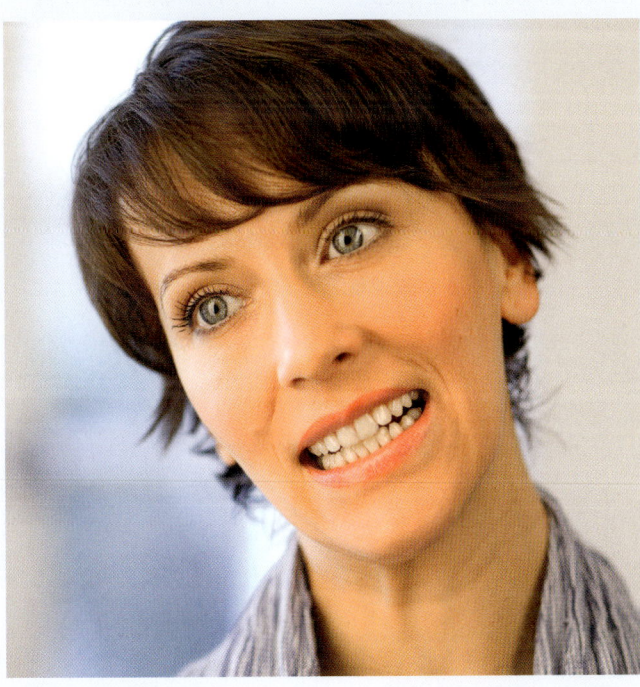

◀ Erfühlen Sie mit diesem kleinen Test, wie die Mechanik des Kiefergelenks arbeitet.

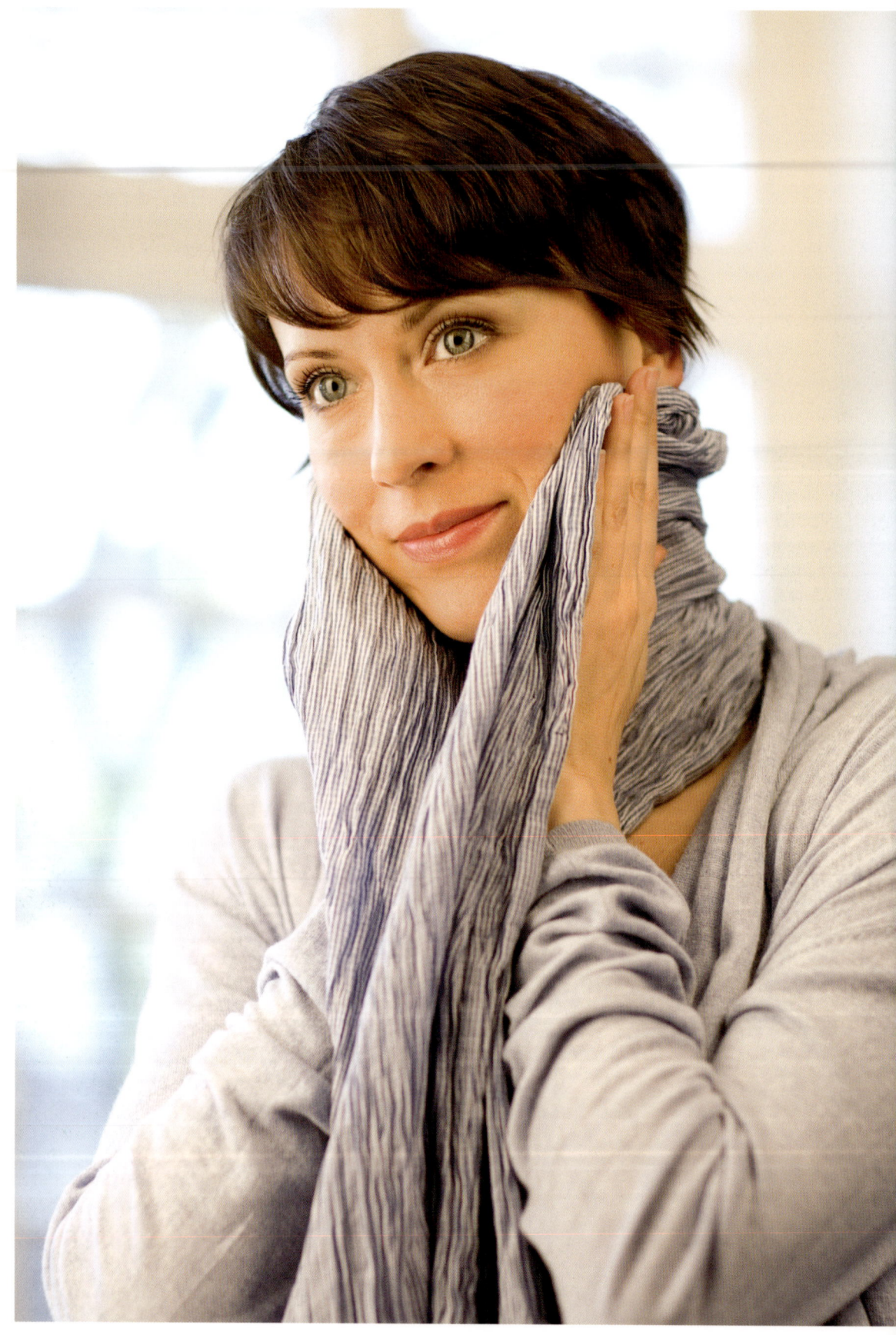

Symptome und ihre Auswirkungen

Bei Problemen mit dem Kiefergelenk ist es wichtig, die Symptome richtig zu deuten und möglichst schnell zu behandeln – so lassen sich chronische Schmerzen oder auch langfristige Schäden am Gelenk und an seinen Nachbarn vermeiden.

SYMPTOME UND IHRE AUSWIRKUNGEN

Das Kiefergelenk und seine Strahlkraft

Viele Regionen unseres Körpers haben eine Verbindung zur Kieferregion. Über strukturelle (direkte knöcherne, muskuläre oder nervale) oder funktionelle (durch mechanische, bewegungsabhängige) Verbindungen zum Kiefersystem lassen sich häufig Störungen erklären – und darüber eine effektive Behandlungsmethode finden.

Die Kieferregion, bzw. deren Funktionsstörungen, können für viele Krankheitszeichen, sogenannte Symptome, in verschiedenen Körperbereichen verantwortlich sein. Durch die zentrale Lage der Kiefergelenke im Gesichts- und auch im Schädelbereich gibt es viele Verbindungen zu diesen anderen Körperregionen hinsichtlich ihrer Funktion. Damit ergibt sich auch immer die Möglichkeit der gegenseitigen Beeinflussung. Folgende Körperbereiche und die darin gefundenen Symptome zeigen die vielfältigen Möglichkeiten auf, wie sich eine Störung des Kiefersystems am Menschen zeigen und auch auf andere Regionen als das Kiefergelenk auswirken kann:
- Kiefergelenk mit dazugehörenden Muskeln und der Gelenkkapsel
- Zähne
- Kopf- und Gesichtsbereich
- Nacken und Halswirbelsäule
- Ohrregion
- Augenbereich
- Hals

Eine Kieferstörung kann örtlich begrenzte Beschwerden verursachen, wie z. B. bei einer 38-jährigen Patientin, die über Kieferschmerzen vor dem linken Ohr klagt. Der Schmerz bohrt sich bei jedem Mundöffnen in das Gelenk und klingt noch etwas nach.

Ein Handballspieler berichtete über einen Schmerz in der rechten Schulter, nachdem er im Spiel einen Ball ins Gesicht (auf das rechte Kiefergelenk) bekommen hatte. Die Untersuchung zeigte eine verletzte Gelenkkapsel des rechten Kiefergelenks mit muskulärer Verspannung der Schulter-Nacken-Region.

Eine 45-jährige Patientin kam mit Kopfschmerzen, die sie seit etwa vier Jahren hatte, in die Praxis. Nach eingehender Untersuchung der infrage kommenden Strukturen konnte eine Funktionsstörung der Kiefergelenke nachgewiesen werden. Nach den Behandlungen des Kiefergelenks verschwand auch ihr Kopfschmerz.

Symptome am Kiefergelenk

Zu den typischen Krankheitszeichen am Kiefergelenk selbst gehören:
- Aufbissschmerzen (Schmerz beim Kauen oder Zerkleinern von Speisen)
- Druckempfindlichkeit
- Bewegungsschmerzen
- Gelenkgeräusche (Reiben oder auch Knacken)
- Kiefersperre (Mund geht nicht mehr auf oder auch nicht mehr zu)

Schmerzen sind also ein zentrales, sogenanntes Leitsymptom bei Störungen des Kiefersystems als unmittelbar und direkt betroffenen Gelenks. Aber auch Geräusche oder Bewegungseinschränkungen gehören dazu. Nicht selten treten Schmerz und eine Bewegungseinschränkung (häufig in Form einer Mundöffnungsstörung) bei Kieferstörungen gleichzeitig auf. Wie alle anderen Gelenke reagiert auch das Kiefergelenk auf übermäßige Belastung und unsachgemäßen Gebrauch mit entsprechenden Symptomen.

Bei kurzfristig auftretenden ungewohnten Belastungen (z.B. bei dem Kauen von harten Speisen oder einem langen Aufhalten des Mundes bei einem Zahnarztbesuch) entstehen akute Beschwerden, die sich durch leichte therapeutische Eingriffe meist schnell beheben lassen. Wirken diese verstärkten Belastungen und Beanspruchungen über einen längeren Zeitraum auf das Kiefergelenk ein (z.B. durch eine einseitige Körperhaltung in Kombination mit Zähneknirschen und einem evtl. bestehenden Gelenkknacken), ohne adäquat behandelt zu werden, können die Beschwerden chronisch werden. Je länger diese Störungen am Betroffenen halten und bestehen können, desto länger ist in der Folge der erforderliche Zeitraum, der für eine individuelle Therapie nötig ist.

Erworbene und angeborene Schäden

Die am häufigsten auftretenden Gelenkstörungen teilen sich in vier große Gruppen. Die eine Gruppe sind Menschen, die eine akute Gelenkreizung oder -entzündung haben. Sie kann etwa durch Überlastung (kräftiges Kauen, lange Mundöffnung oder Gähnen) oder direkte Verletzung durch einen Sturz oder einen Schlag auf die Kieferregion bedingt sein. Eine weitere Gruppe hat chronische Veränderungen am Gelenk, ausgelöst etwa durch eine lange bestehende Fehlbelastung oder andauernde Spitzenbelastung auf einem Bereich des Gelenkknorpels – eine andauernde Teilbelastung des Gelenks. Darüber hinaus kann sich der Diskus, die Knorpelscheibe im Gelenk, verändern, z.B. einreißen durch einen Schlag, oder eine Fehlbelastung verändert die Lage des Knorpels. Diese falsche Position kann Schmerzen oder Geräusche auslösen. Einige Menschen haben auch eine angeborene Veränderung an Ober- und Unterkiefer oder haben sie durch einen Bruch der Knochen erworben.

Elke Brandauer
»Nach der Zahnbehandlung konnte ich direkt miterleben, wie mein Kiefer immer unbeweglicher wurde. Der Mund ging einfach nicht mehr auf!«

Klaus Karlsbach
»Ich biss von diesem Vollkornbrot ab, das ich mir extra noch aufgehoben hatte, und schon beim Zubeißen spürte ich: Das nimmt kein gutes Ende. Der stechende Schmerz verhinderte jede weitere Mundöffnung.«

Symptome an den Zähnen

Das Kiefergelenk kann auch auf die Zähne ausstrahlen. Typische Anzeichen sind
- unklare, diffuse Zahnschmerzen,
- das Gefühl, die Zähne passen nicht aufeinander (Fehlbiss),
- Zahnabrieb durch Knirschen,
- Kalt-Warm-Empfindlichkeit der Zähne,
- Zähnepressen (vor allem in Stresssituationen)
- veränderte Bisslage

Symptome und ihre Auswirkungen

Zahnschmerzen treten häufig und gerne freitagnachmittags ab 17 Uhr auf, wenn der Zahnarzt bereits im Wochenende ist. Diese Zahnschmerzen kommen auch gerne überfallartig, scheinbar aus dem Nichts. Und nicht immer ist eine zerstörte Zahnsubstanz infolge eines Kariesbefalls die Ursache. Vor allem, wenn bei der zahnärztlichen Untersuchung kein definitiver Befund (z.B. in Form einer Zahnschädigung durch Karies oder einen Eiterherd) gestellt und somit von der zahnärztlichen Seite keine Erklärung für die Zahnschmerzen gefunden werden kann, sollte auch an eine mögliche Beteiligung der Kiefergelenke gedacht werden.

Eine mögliche Erklärung liegt darin, dass die Zähne mit den Kiefergelenken eng verbunden sind. Die Zähne sind ebenfalls mit einer Nervenversorgung ausgerüstet, die von denselben Nerven stammt, die auch die Kiefergelenke direkt versorgen. Über diese direkte anatomische Verbindung können bestehende Zahnschmerzen mit den Kiefergelenken und einer vorhandenen Funktionsstörung am Kiefergelenk, z.B. durch eine Nervenreizung in der Kieferregion, in Verbindung gebracht und auch darüber erklärt werden. Da die Form und Funktion der Zähne und damit das Aufeinanderpassen der oberen mit der unteren Zahnreihe einen entscheidenden Beitrag zur Kiefergelenksfunktion beisteuern, schließt sich hier wieder der Funktionskreis. Je nach Zahnstellung verändert sich auch die Position der Kiefergelenke (genauer: die Lageposition von Oberkiefer und Unterkiefer zueinander).

Angelika Stenebrügge

»Alles fing damit an, dass ich manchmal beim Zähneputzen diesen stechenden Schmerz an den oberen Backenzähnen spürte, wenn ich mit der Zahnbürste darüberfuhr. Doch der Zahnarzt konnte nichts Eindeutiges feststellen. Dann weitete sich der Schmerz auch auf das Kiefergelenk, die rechte Gesichtshälfte und vor das rechte Ohr aus.«

Symptome am Kopf und im Gesicht

Zu den Symptomen, die am Kopf und im Gesicht auftreten können, gehören:
- Druck- und Spannungsgefühl am Kopf
- Kopfschmerzen
- Gesichtsschmerzen
- Migräne und andere Kopfschmerzarten
- Berührungsempfindlichkeit von Kopfhaut und Haaren
- Druckempfindlichkeit umschriebener Gesichtsregionen (z.B. der Augenbereich)

Kopfschmerzen sind eine häufige Erkrankung in unserer Zeit, in Deutschland haben pro Jahr mehr als 50 Millionen Menschen Kopfschmerzen. Davon haben mehr als zwei Millionen Menschen täglich Kopfschmerzen und über sechs Millionen Menschen leiden unter Migräne. Dies hat Folgen: Kopfschmerzpatienten konsumieren mehr als 200 Millionen Packungen Schmerzmittel pro Jahr in einem Gesamtwert von über 1,4 Milliarden Euro.

Kopfschmerzen sind also ebenfalls mit vielen Auslösern und Ursachen behaftet. Und auch hier wieder: Wegen der engen Nachbarschaft des Kiefergelenks zu den Kopfschmerzregionen können sich bestimmte Kopfschmerzarten in den Funktionskreis der Kieferstörungen eingliedern. Bei vielen, von Kopfschmerz geplagten Menschen sind auch Störungen der Kieferfunktionen zu erkennen und zu finden. Bedingt ist diese meist durch z.B. Nervenrei-

WISSEN

Häufige Formen von Kopfschmerz

- **Spannungskopfschmerz.** Die Muskulatur ist vor allem in der Schulter-Nacken-Region verspannt, was die Nerven reizt.
- **Migräne:** Ursache sind oft Durchblutungsstörungen, die den N. trigeminus und des N. facialis reizen. Sie haben beide direkte Verbindung zur Kieferregion.
- **Clusterkopfschmerz:** Bei dieser stechenden Form des Kopfschmerzes hinter den Augen vermuten Fachleute eine Durchblutungsproblematik mit Venenentzündung und Nervenreizung. Auch hier besteht eine enge Verbindung zur Kieferregion.
- **zervikogener Kopfschmerz:** Er wird durch eine Funktionsstörung der Halswirbelsäule und der Kopfgelenke ausgelöst.
- **duraler Kopfschmerz:** Er wird durch eine zu hohe Nervenspannung im Rückenmark verursacht.

zungen, Muskelverspannungen, Gelenkblockaden oder auch Durchblutungsproblematiken. Aber auch Stress hat Auswirkungen: emotionaler Stress in der Partnerschaft oder der Familie, beruflicher Stress, der Hang zum Perfektionismus, körperlicher Stress ohne adäquaten Ausgleich können die Symptome auslösen. Deshalb ist es naheliegend, dass sich Kopfschmerzen und Kiefergelenksstörungen gegenseitig beeinflussen können.

Wie Kopfschmerzen entstehen können

Viele Nerven und Muskeln aus der Kopf-, Gesichts- und Kauregion können sowohl bei der Entstehung von Kieferstörungen als auch bei der Entstehung von Kopfschmerzen eine entscheidende Rolle spielen. Ein wichtiger Umstand dabei ist, dass die Kieferregion von sogenannten Hirnnerven versorgt wird, die auch bei der Entstehung von Kopf- und Gesichtsschmerzen von großer Bedeutung sind. Besonders sind hier der N. trigeminus (hauptsächlich für das Kiefergelenk und die Kaumuskeln zuständig) und der N. facialis (vornehmlich für die Gesichtsmuskulatur, Muskeln im Mittel- bis Innenohr, Tränendrüsen und den Geschmackssinn verantwortlich) zu erwähnen. Hirnnerven sind unter anderem für unsere Sinneswahrnehmung verantwortlich, und damit sind wir im Bereich des Hörens, Sehens, Schmeckens, Riechens und Fühlens – unserer fünf Sinne eben. Alle diese sensorischen (Gefühle empfindenden) Bereiche finden wir auch in unmittelbarer Nähe zum Kiefergelenk, was eine Einflussnahme vonseiten des Kiefergelenks vermuten lässt.

In der Kopfschmerzeinteilung der Internationalen Kopfschmerzgesellschaft (IHS – International Headache Society) sind derzeit 220 Kopfschmerzarten in 14 Hauptgruppen aufgeführt. In der IHS-Gruppe „andere Kopfschmerzarten" sind auch Störungen der Kiefergelenke erfasst, die zu einem Kopfschmerzgeschehen beitragen können.

Holger Wissmann

»Der Kopfschmerz beginnt meist am Hinterkopf, vom Nacken heraufziehend. Dann kommt er überfallartig über den Kopf nach vorne bis in die Stirn … Oft tritt dieser Kopfschmerz in stressigen Situationen bei der Arbeit oder in der Familie auf.«

Symptome und ihre Auswirkungen

Symptome in Nacken und Halswirbelsäule

Die Halswirbelsäule und der Nacken-Schulter-Bereich können folgende Symptome zeigen:
- Verspannungen im Nacken (Hals bis zum Hinterkopf),
- Schmerzen im Nacken (auch Spannungskopfschmerzen, die vom Nacken über den Kopf ziehen),
- Steifigkeit im Nacken mit Bewegungseinschränkung der Halswirbelsäule,
- Muskelschmerzen,
- Gelenkschmerzen an der Halswirbelsäule,
- Blockierungen der Halswirbelsäule.

Nackenprobleme sind in unserer modernen Sitzgesellschaft ein weitverbreitetes Phänomen. Durch eine ungünstige und zu statische Sitzhaltung oder auch durch andere starke und ungewohnte Belastungen (z. B. ungewohnt intensive Haus- und Gartenarbeit) werden bestimmte Bereiche der Halswirbelsäule zu stark belastet und beansprucht. Dies kann zu Bewegungseinschränkungen und muskulären Verspannungen mit daraus resultierenden Nervenreizungen führen.

Aus der oberen Halswirbelsäule treten Nerven (die Okzipitalnerven) hervor, die den Kopf- und Ohrbereich versorgen und die in ihrem Verlauf auch einer mechanischen und funktionellen Beeinflussung aus der Kieferregion ausgesetzt sind. Das heißt, an allen Stellen, an denen ein Nerv mit dem umgebenden Gewebe in engen Kontakt gerät, sind mechanische Reizungen des Nervs z. B. durch Reibung oder Spannung möglich. Diese Reizung kann zu Funktionsstörungen des Nervs führen, da der gereizte Nerv seine eigentliche Funktion (Hauptaufgabe eines Nervs: Informationsübermittlung zur Steuerung von Muskeln oder anderen Geweben) nicht mehr optimal ausführen kann. Es kommt zu Fehlversorgungen im Zielgebiet des Nervs.

Auch muskuläre Veränderungen, vor allem Störungen in der vorderen Halsmuskulatur mit Verbindung zum Zungenbein, können die Nackenhaltung und auch die Kopfposition negativ beeinflussen. Diese Muskeln haben auch eine Funktion an der Halswirbelsäule und tragen zur Bewegungskontrolle der Halswirbelsäule und damit zur Steuerung des Kopfes bei. Darüber wirken sie auch auf den Kiefer.

Frank Jostbach
»Nach einem anstrengenden Arbeitstag fühlt sich mein Nacken bretthart an. Ich kann meine Arme nur noch mit Anstrengung heben und bewegen, und es beginnt dann auch schon über die Schulter nach vorne auszustrahlen. Oft kommen dann auch noch Kopfschmerzen hinzu.«

Symptome im Ohr

Typische Symptome, die sich am Ohr zeigen können, sind:
- Ohrgeräusche wie z. B. Tinnitus (Rauschen, Pfeifen, Dröhnen usw.)
- Hörminderung
- Druckgefühl wie beim Fliegen oder Fahrstuhlfahren
- Schwindel
- Juckreiz im Ohr

wichtig

Bei Ohrgeräuschen (z. B. Rauschen, Pfeifen), die zusammen mit bestimmten Kopf- oder Kieferbewegungen auftreten, kann auch das Kiefersystem ursächlich beteiligt sein.

Die Nähe des Ohrbereiches (der äußere Gehörgang – Meatus akustikus externus) zum Kiefersystem lassen sowohl strukturelle als auch funktionelle Verbindungen und Zusammenhänge vermuten: Spannungszustände und Schwellungen durch eine akute Entzündung der Kaumuskulatur und der Gelenkkapsel des Kiefergelenks können das Innenohr unter Druck setzen. Dadurch wäre das Innenohr schlechter belüftet, das Resultat wäre eine Drucksteigerung in diesen Ohrbereichen. Als Folge wäre der Druckausgleich im Mittelohr verschlechtert, was sich dann anfühlt, als sitze man in einem startenden Flugzeug. Zusätzlich sind durch die geänderte Spannungssituation des Kiefergelenks auch Ansammlungen von Sekret (Talg) im Innenohr möglich, was zu einer stärkeren Anfälligkeit für eine Mittelohrentzündung führen oder zumindest beitragen kann.

Durch diese Talgansammlungen wird in vielen Fällen der Druck im Innenohr ebenfalls erhöht. Dieser Umstand bewirkt wiederum eine verschlechterte Belüftung und einen schwierigeren Druckausgleich im Innenohr, was eine Hörminderung bewirken kann. Auch bei jedem Schlucken findet ein sogenannter Druckausgleich im Innenohr statt. Dies wird durch die Gaumensegelmuskeln, die die Ohrtrompeten öffnen und schließen können, bewerkstelligt. Diese Muskeln werden von denselben Nerven wie das Kiefergelenk versorgt. Finden nun Nervenreizungen im Kieferbereich statt, kann sich dieser Zustand auch negativ auf diesen Druckausgleich in der Ohrregion auswirken.

Ebenso können Ohrgeräusche, ein sogenannter Tinnitus, durch diese Kaumuskelverspannungen oder durch die Veränderungen in der Spannung der Gelenkkapsel mit verursacht werden. Bei Muskelspannung treten Geräusche auf, die im Ohr wahrgenommen werden.

Tatjana Breukelmann

»Bei zunehmendem Stress: Die Kollegin braucht dringend Hilfe beim Buchhaltungsprogramm, der Chef will dringend die Berichte der vergangenen Woche und das Telefon steht an diesem Tag einfach nicht still … dann bekomme ich häufig diesen Druck auf den Ohren. Alle Stimmen und Geräusche höre ich dann nur noch wie durch einen Filter und ich muss mich richtig anstrengen, alles mitzubekommen. Manchmal spannt es auch im Bereich vor dem Ohr, und es baut sich auch manchmal ein echter Schmerz auf.«

Symptome im Auge

Die Kieferregion kann auch auf die Augen ausstrahlen. Symptome können sein:
- verstärkter Tränenfluss
- starke Lichtempfindlichkeit
- Augenflimmern
- Doppelsehen
- verstärkter Augeninnendruck (das Gefühl von hohem Druck hinter dem Auge)
- Schmerzen in der Augenregion

Auch die Augenregion liegt sehr nahe am Kiefersystem und ist damit im Einflussbereich

Symptome und ihre Auswirkungen

vieler Kieferstrukturen. Verspannte Muskeln, gereizte Nerven oder veränderte Gelenksituationen in der Kieferregion lassen auch das Auge nicht ohne Nebeneffekte davonkommen. Alle der oben aufgelisteten Symptome in der Augenregion können auf eine Kieferstörung zurückgeführt werden und auf der Basis vorhandener anatomischer Verbindungen der Augenregion zum Kiefersystem erklärt werden.

Der N. facialis versorgt außer der Gesichtsmuskulatur auch noch die Tränendrüsen und Ohrmuskulatur zur Schalldämpfung im Mittelohr. Ebenso versorgt er die Speicheldrüsen, und über kleinere Verästelungen ist er auch für die Geschmacksempfindung an großen Teilen (bei etwa zwei Dritteln) der Zunge zuständig. Dieser Nerv verläuft vom Gehirn aus dicht an der Kieferregion vorbei in seine Versorgungsgebiete und kann auf diesem Weg in der Kieferregion mechanisch gereizt werden. Aus dieser mechanischen Kontaktbeziehung des Nervs mit den umliegenden Gewebestrukturen können sich unter Umständen viele Symptome in den Bereichen Ohr, Auge, Gesicht und Kiefer erklären lassen.

Bärbel Schneider
»An manchen Tagen hören meine Augen einfach nicht mehr auf zu tränen. Sie sind dann oft gerötet und sehr lichtempfindlich. Am liebsten würde ich dann eine Sonnenbrille tragen.«

Symptome am Hals

Auch der Hals hat eine enge räumliche Nähe zum Kiefergelenk und kann folgende Symptome entwickeln:
- Veränderungen der Stimme (Stimmlage – Stimmhöhe),
- Sprachstörungen,
- verstärkt und häufig auftretende Heiserkeit,
- Halsschmerzen,
- Kloßgefühl (raues Gefühl) im Hals,
- das Gefühl, sich häufig räuspern zu müssen,
- Schluckbeschwerden.

Der Einfluss des Kiefersystems auf den vorderen Halsbereich besteht vor allem hinsichtlich der Funktionen. Die Muskeln des vorderen Halsbereiches weisen eine Verbindung zum Zungenbein auf, an dem auch schon die Muskeln des Mundbodens befestigt sind. Somit ergibt sich in dieser Region eine interessante Funktionskette, die direkt in die Kieferregion verweist. Beim Sprechen und Schlucken (auch Kauen fällt in diesen Funktionskreis) schließt sich die funktionelle Verbindung zwischen den Kiefergelenken und der Halsmuskulatur. Beide Systeme (Kiefer und Hals) sind an diesen Vorgängen (Sprechen, Schlucken und Kauen) beteiligt. Durch muskuläre und nervenbedingte Reizungen können verspannte und fehlgesteuerte Muskeln im Halsbereich für örtliche Störungen wie ein Kloßgefühl, verstärkte Heiserkeit, Stimmveränderungen oder Schluckbeschwerden verantwortlich sein. Diese Reizungen können durch Funktionsstörungen der Kiefergelenke ausgelöst werden.

Jörg Bahrenberg
»Seit ein paar Wochen habe ich dieses komische Kloßgefühl im Hals. Es ist wie bei einer Erkältung – du wartest jede Minute auf den Schnupfen. Und die Schmerzen beim Kauen von harten Brotkrusten werden auch immer schlimmer.«

Körperhaltung und Stress

Die Körperhaltung und der Faktor Stress haben bei sehr vielen Erkrankungen ein Wörtchen mitzureden. So verhält es sich auch bei Kieferstörungen. Denn seelische Spannungen finden oft Ausdruck in muskulären Verspannungen – und die können auf das Gelenk wirken, seine Mechanik beeinflussen und so zu Beschwerden führen.

Die Körperhaltung ist das Ergebnis normaler Funktion aller Muskeln, Gelenke und Nerven und deren optimaler Zusammenarbeit. Nur wenn die Nerven die Muskeln zu normalen Aktivitäten antreiben und damit die Gelenke optimal bewegt und positioniert werden können, ist das äußere Erscheinungsbild – die Körperhaltung – auch optimal eingestellt. Bei Fehlfunktionen zeigt sich ein Mangel häufig in einer neuen, auffällig veränderten Körperhaltung, meist auch in einer Schonhaltung zum Schutz der gestörten Körperregionen.

Fast jeder kennt das Gefühl und die Auswirkungen, wenn der Rücken streikt. Bei Rückenschmerzen wird der Körper stets versuchen, diesem Schmerz aus dem Weg zu gehen. Somit ergeben sich aus einer Funktionsstörung der Wirbelsäule bestimmte Bewegungen, die nicht mehr ohne Schmerzen durchführbar sind. Der Körper wird bestrebt sein, diese Bewegungen gar nicht mehr – oder zumindest so selten wie möglich – durchzuführen.

Mit anderen Beschwerden verhält es sich genauso. Eine Störung in einem Gelenk oder in einer Körperregion verändert die Beweglichkeit dieses Körperteils. So wirken sich Kniestörungen auf die Kniegelenke und die Beweglichkeit und Position der Beine aus (Hinken als Schonmechanismus), und Kiefergelenksstörungen wirken sich auf die Funktionsfähigkeit der Kiefergelenke aus. Ein eingeschränkter Bereich, ein unbewegliches Gelenk hat unweigerlich auch Auswirkungen auf das gesamte Erscheinungsbild unseres Körpers – die Körperhaltung. Bewegungseinschränkungen, verspannte Muskulatur und Ausweichmechanismen sind die unweigerliche Folge. Da alle Gelenke und Gebiete unseres Körpers zusammenhängen, ist eine gegenseitige Beeinflussung stets vorhanden und möglich. Besonders das Kiefergelenk ist von der Körper- und der davon abhängigen Kopfhaltung beeinflusst.

▼ Was beeinflusst die Körperhaltung?

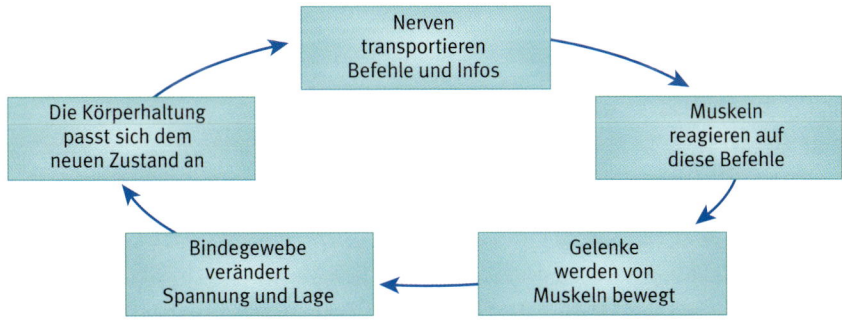

SYMPTOME UND IHRE AUSWIRKUNGEN

Stress und seine Folgen

Stress wird in der heutigen Gesellschaft weitgehend als normal und zum Alltag gehörend betrachtet. Die direkte Übersetzung des Begriffes „Stress" kann mit „Druck" oder „Anspannung" erfolgen. In jedem Fall geht es um eine Belastungssituation, die auf den menschlichen Körper und die menschliche Psyche einwirkt.

Stress kann in vielen Erscheinungsformen auf unseren Organismus einwirken, und es existieren zwei primäre Effekte, die durch seine Einwirkung ausgelöst werden können. Mit Erscheinungsformen sind unterschiedliche Reize, sogenannte Stressoren, gemeint, die von uns eine Reaktion auf körperlicher oder psychischer Ebene auslösen. Zu den körperlichen Stressoren gehören mechanische Reize wie Druck oder Zug, Gewebespannung oder -verletzungen. Auch thermische Reize wie Verbrennungen zählen dazu. Ebenso machen Gifte wie Alkohol, Rauchen, Medikamente oder andere Drogen dem Körper Stress. Jeder weiß auch, dass Ausnahmesituationen großen Druck erzeugen können. Psychisch betrachtet gehören zu hohe Erwartungen, Angst, Überforderung, Arbeitswut oder Isolation zu den Auslösern von Stress. Aber auch große Gefühle wie Liebe, Hass oder Situationen wie Trennungen, Geburten oder allgemein viel Ärger führen zu einer angespannten Haltung.

Stress wirkt bis zu einem gewissen Grad fördernd und steigernd auf unsere Fähigkeiten. Er kann mitunter auch stark motivierend sein. Unser Organismus (Körper und Geist – Physis und Psyche) kann sich bis zu einem bestimmten Maß auf solche Stressreize einstellen und sich anpassen. Dabei nimmt unsere Stresstoleranz zu. Wirken diese Stressreize allerdings zunehmend ohne Ausgleich weiter auf den Organismus ein, wird die Toleranzgrenze überschritten, und der Stress wirkt hemmend und blockierend auf unseren Körper und auf den Geist.

> **WISSEN**
>
> **„Guter" und „böser" Stress**
>
> Guter Stress (Eustress): Er lässt uns an der Aufgabe wachsen und verleiht uns eine vergrößerte Stresstoleranz. Sie hilft uns, auf außergewöhnliche Situationen angemessen zu reagieren.
>
> Schlechter Stress (Distress): Er bringt uns bis in die Überforderung und verursacht letztlich auch gesundheitliche Schädigungen, die sich auf die körperliche Ebene (Physis) oder auch auf die geistige Ebene (Psyche) negativ auswirken können.

Beste Freunde: Körperhaltung und Kiefergelenk

Der Kopf des Menschen ist – sofern er in aufrechter Position steht – bestrebt, die Position der Augen am Horizont auszurichten. Das heißt, in jeder Körperhaltung will der Mensch nach vorne schauen, um zu sehen, was gerade um ihn herum passiert, und um eventuelle Ge-

fahren erkennen und darauf reagieren zu können. Diese Positionierung funktioniert in der Regel automatisch und ohne bewusstes Nachdenken. Alle erforderlichen Muskelaktivitäten und Gelenkbewegungen werden entsprechend dem Bewegungsziel „Kopf und Blick ausrich-

Körperhaltung und Stress

▶ Die typische Haltung von „Schreibtischtätern".

ten" gesteuert und eingestellt. Das wirkt auch auf die Kiefergelenke. Denn sie hängen am Kopf und der Kopf hängt am Rumpf (Oberkörper). Stets durch ein bewegliches Element – ein Gelenk – und mit zahlreichen Muskeln und Bändern mit dem benachbarten Körpergebiet verbunden, bilden diese Körperregionen Glieder einer Bewegungskette, die sich gegenseitig vor allem mechanisch beeinflussen.

Verändert sich nun die Haltung des Oberkörpers, wie z. B. nach vorne (Einsinken des Brustkorbes), muss der Rest der Bewegungskette (Kopf und Kiefergelenke) darauf reagieren und die Position verändern. Ein Beispiel:

Sinkt der Oberkörper nach vorne ein, ist ein Aufrichten des Kopfes nach hinten erforderlich, um das Sichtfeld nach vorne zu erhalten. Würde der Kopf das Absinken des Oberkörpers mitmachen und beibehalten, wäre der Blick nach vorne unten auf den Boden gerichtet.

Wird der Oberkörper hingegen stark in die überstreckte Aufrichtung gebracht und eher nach hinten gebogen, ist ein Absinken des Kopfes nach vorne unten erforderlich. Ansonsten würde der Blick steil nach oben gerichtet bleiben (wie bei Hans-guck-in-die-Luft). Beide Blickalternativen (ein nach unten oder auch nach oben gerichteter Blick) wären im Alltag mehr als hinderlich und würden uns in manche brenzlige Situation bringen.

Da die Augen jedoch stets am Horizont ausgerichtet werden, um alles im Blick zu haben und um diese brenzligen Situationen zu vermeiden, sind bei jeder Abweichung der Oberkörperhaltung auch Anpassungen der Kopfposition erforderlich, um das Sichtfeld optimal anzupassen. Die Folgen einer abweichenden Körperhaltung sind in den folgenden Abbildungen dargestellt.

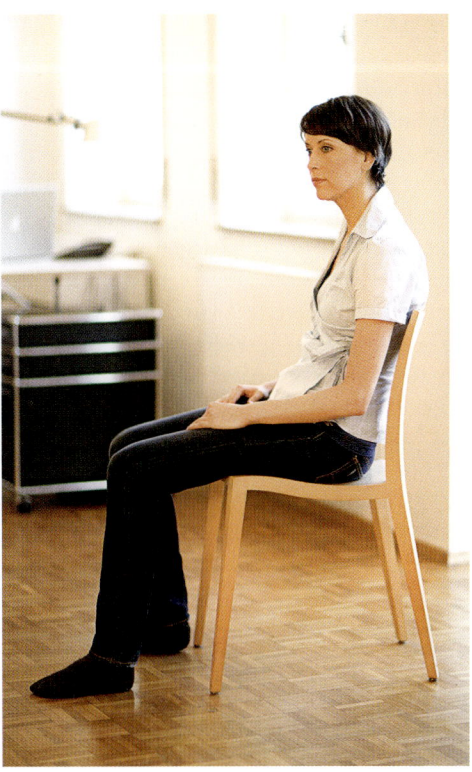

Das Bild zeigt die typische Sitzhaltung, wie sie oft bei Schreibtischarbeitsplätzen vorgefunden wird:
- Das Becken kippt nach hinten.
- Die Lendenwirbelsäule wird ebenfalls nach hinten gewölbt (man nennt diese Position auch „Entlordosierung". Sie nimmt der Lendenwirbelsäule ihre normale Krümmung – Folge davon sind abnorme Belastungen der Bandscheiben und der Wirbelgelenke in dem Bereich.
- Im Lendenwirbel-Becken-Hüft-Bereich (LBH-Region) verändert sich die muskuläre Spannung.
- Brustwirbelsäule und Oberkörper sinken ein.
- Die Halswirbelsäule wird dadurch steil gestellt und überstreckt.
- Im Halswirbel-Nacken-Schulter-Gebiet verändert sich die muskuläre Spannung.

Symptome und ihre Auswirkungen

Wer in sitzender Position auch noch ein Bein über das andere geschlagen, nimmt dies der Körperhaltung zusätzlich Stabilität. Die Auflagefläche der Beine (Füße) trägt wesentlich zu einer Stabilisierung der Körperachse (auch im Sitzen) bei. Die Folge davon wären deutlich verstärkte Fehlhaltungen und weitere intensivere muskuläre Veränderungen.

Diese Bewegungskette (Oberkörper–Kopf) hat Auswirkungen auf die Kiefergelenke und auf das Zusammenpassen der beiden Zahnreihen in Ober- und Unterkiefer.

wichtig

Die Körperhaltung kann auch den Aufbiss der Zähne verändern. Sie hat einen direkten Einfluss auf die Muskelspannung – selbst kleine, alltägliche Verschiebungen in der Position des Körpers. Damit wandern Änderungen in der Stellung der Gelenke in der Regel nach oben in Richtung Kopf.

Die daraus resultierenden Veränderungen für das Kiefersystem sind:
- Der Unterkiefer wird tendenziell nach vorne verlagert und verursacht dadurch eine starke Zugwirkung an der Mundbodenmuskulatur (diese Muskeln ziehen den Unterkiefer durch eine verstärkte Muskelspannung wieder nach hinten).
- Durch diese Vorgänge verändert sich die Spannung in der Mundbodenmuskulatur, und die Muskelspannung im vorderen Halsbereich erhöht sich ebenfalls.
- So kann es zu einem Verlust der gewohnten Bisslage kommen (die Zähne von Ober- und Unterkiefer passen dann nicht mehr optimal aufeinander und verursachen damit einen „Fehlbiss").

▶ Übergeschlagene Beine machen den Sitz instabiler.

- Alles zusammen bringt eine Störung der Gelenkmechanik der Kiefergelenke mit gesteigerter Spannung der Kaumuskulatur mit sich und birgt Erklärungsansätze für eine Vielzahl an Beschwerden.
- In der letzten Konsequenz bewirken diese mechanischen Veränderungen des Kiefergelenks eine meist einseitige Belastung der Gelenkregion mit Fehl- oder Überbelastung des Gelenkknorpels oder auch anderer Strukturen. Dies kann das Verletzungsrisiko steigern oder zu chronischen Veränderungen am Gelenk führen.

Der Krug geht bekanntlich so lange zum Brunnen, bis er bricht. In diesem Sinne kann der Körper diese Fehlsteuerungen so lange kompensieren und beschwerdefrei bleiben, bis die letzten Möglichkeiten des Ausgleichs ausgeschöpft sind.

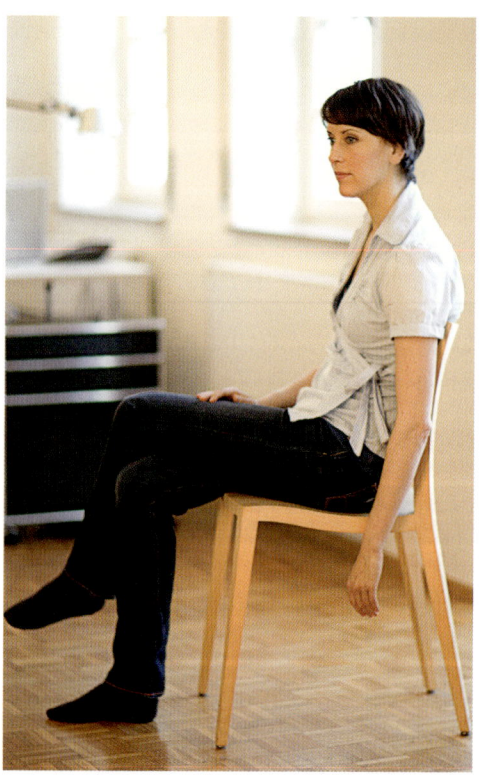

KÖRPERHALTUNG UND STRESS

Der Selbsttest

Um den Einfluss der Körperhaltung auch selbst einmal zu spüren und die Auswirkungen dieser Veränderungen auf die Kieferregion erkennen zu können, machen wir an dieser Stelle ein kleines Experiment.

Nehmen Sie eine aufrechte Sitzposition ein, wie in der Abbildung unten beschrieben:
- Stellen Sie die Beine etwa beckenbreit auseinander.
- Die Fußspitzen zeigen leicht nach außen.
- Richten Sie das Becken auf (bitte kein Hohlkreuz und keinen Rundrücken machen!).
- Heben Sie das Brustbein nach vorne oben an.
- Strecken Sie den Nacken lang nach oben und
- halten Sie den Kopf gerade (das Kinn leicht zum Hals herholen, so als sei der Hinterkopf an einem Faden an der Decke aufgehängt).
- Richten Sie den Blick nach geradeaus.

In dieser Ausgangsposition machen Sie nun den Mund langsam auf und zu. Dabei beachten Sie bitte den ersten Zahnkontakt. Versuchen Sie folgende Punkte zu klären:
- Welche Zähne von Ober- bzw. Unterkiefer kommen als Erstes in Kontakt?
- Welcher Bereich dieser Zähne stellt den ersten Kontakt her (mehr die Innenseite, Außenseite? Eher vorne oder hinten am Zahn)?
- Wann kommen die anderen Zähne mit dem Kontakt hinterher?

Nun verändern Sie die Körperhaltung entsprechend den Angaben, die die folgende Abbildung darstellt. Dazu
- schlagen Sie die Beine übereinander,
- kippen das Becken nach hinten,
- lassen den Oberkörper nach vorne unten sinken und
- die Schultern nach vorne innen sinken,
- neigen den Kopf nach vorne.
Dabei werden Sie feststellen,

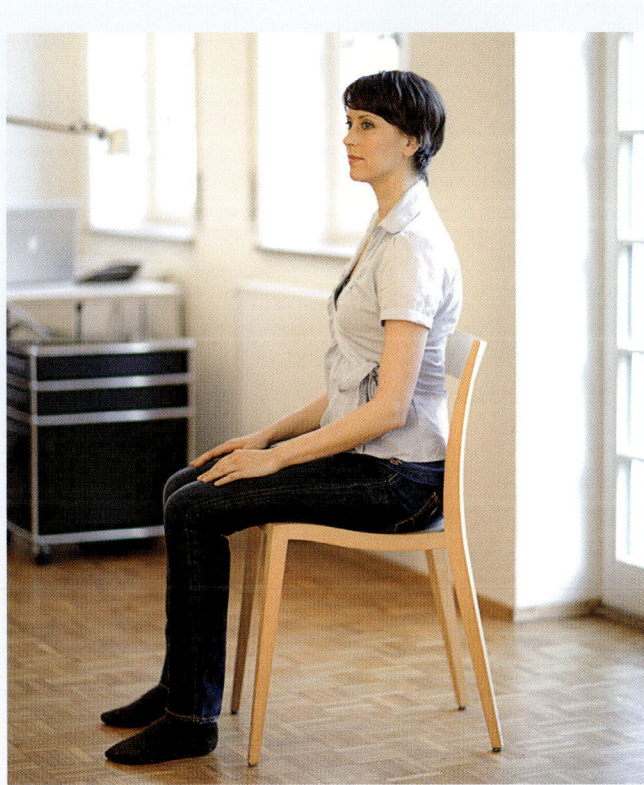

◀ So sitzen Sie aufrecht und fest.

35

Symptome und ihre Auswirkungen

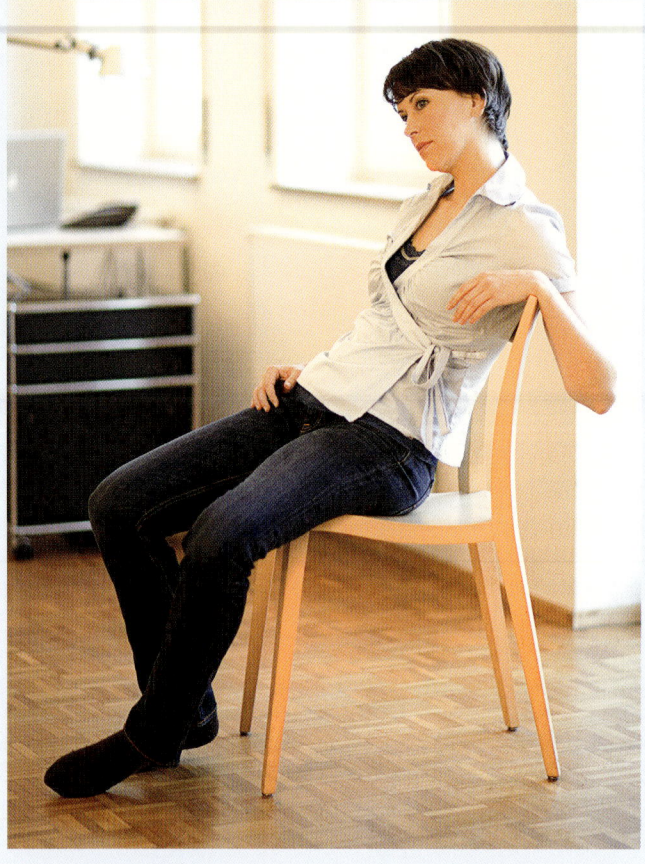

dass sich aufgrund der veränderten Körperhaltung auch der Aufbiss, also das Aufeinanderpassen der Zähne von Ober- und Unterkiefer, verändert. Sie werden sehr wahrscheinlich einen veränderten ersten Zahnkontakt spüren und auch die anderen Zähne werden sich in diesem Aufeinanderpassen deutlich anders anfühlen und vom vorigen Gefühl beim Aufbiss unterscheiden.

Auch der Kopf hat Einfluss

Der erste Zahnkontakt lässt sich auch durch Bewegungen der Halswirbelsäule und des Kopfes verändern:

- Drehen Sie, in der aufgerichteten Sitzposition, nur den Kopf nach rechts oder nach links. Und bewegen nun, bei gehaltener Kopfdrehung (nach rechts oder links), die Kiefergelenke: Mund öffnen und schließen. Sie werden auch nun wieder, im Vergleich zur ersten – aufrechten – Sitzposition und zu geradeaus gerichtetem Blick, einen anderen ersten Zahnkontakt spüren.
- Dasselbe ist bei einer Neigung des Kopfes zur Seite nach rechts oder links zu spüren. Der erste Zahnkontakt verändert sich mit dieser Kopfbewegung und fühlt sich anders an.
- Auch das Nach-vorne-Beugen des Kopfes oder das vermehrt Nach-hinten-Strecken des Kopfes ist eine Möglichkeit, die Veränderungen des Zahnkontaktes zu fühlen.

Diese Übungen zeigen, wie Haltung und Stellung der Kiefergelenke – und damit auch der Aufbiss der Zähne – sich gegenseitig beeinflussen. Alle Regionen oder Gebiete unseres Körpers stehen miteinander in Verbindung und können sich gegenseitig beeinflussen. Sowohl zum Positiven als auch zum Negativen hin. Wenn diese Abhängigkeiten bekannt sind, können sie dabei helfen, das Geschehen bei körperlichen Beschwerden (z. B. Schmerzen oder Funktionsverlust) besser zu verstehen und einen Weg aus der Problematik zu finden. So können Sie durch das einfache Ändern der Körperhaltung auf viele Probleme positiven Einfluss nehmen. Das hilft bereits, die Beschwerden zu reduzieren.

Für die Kiefergelenke bedeutet dies, die Körperhaltung beeinflusst die Kopfhaltung und die Kopfhaltung hat unweigerlich einen Einfluss auf die Mechanik der Kiefergelenke. In dieser Kette lassen sich Verbesserungen realisieren.

Wie sich Stress auswirkt

Dass Stress einen erheblichen Einfluss auf unser tägliches Leben und unser Wohlbefinden hat, erfahren viele Menschen täglich. Stresseinflüsse lassen uns an den Herausforderungen wachsen, bis zu einem gewissen Grad können wir uns daran anpassen, wir entwickeln eine höhere Stresstoleranz. Man könnte auch sagen, wir gewöhnen uns langsam an diese Stressfaktoren, und sie machen uns scheinbar nicht mehr viel aus. Die Wirkungen bleiben bestehen – lediglich unsere Wahrnehmung dieser Effekte verändert sich.

Im normalen Alltag setzen wir uns immer neuen Herausforderungen aus, die wir mit sogenannten Handlungsautomatismen bewältigen. Nimmt die Zahl der Herausforderungen zu, hat man sich wahrscheinlich irgendwann zu viel zugemutet. Sobald diese Häufung der Herausforderungen als eine Bedrohung empfunden wird und mit negativen Gefühlen einhergeht, beginnen die negativen Stresswirkungen unseren Organismus zu schwächen.

Stress mobilisiert im ersten Schritt Energie- und Handlungsreserven, um uns zu größerer Leistungsfähigkeit zu bringen. Das ist prinzipiell eine gute und gesunde Reaktion des Körpers, um sich zu schützen. Nehmen die negativen Gefühlsassoziationen wie z. B. Versagensängste, Überforderung usw. zu, steigern sich auch Unsicherheitsgefühle, evtl. gefolgt von Einschlafproblematiken bis hin zu einem gesteigerten körperlichen Erregungszustand. Man hat das Gefühl, immer auf dem Sprung zu sein und keine Ruhe mehr zu finden. Umgangssprachlich heißt es ja auch: „Man kommt nicht mehr runter." In diesem extrem gesteigerten Erregungszustand verbraucht der Körper enorme Mengen an Energie, die dann an anderen Stellen fehlen und den Weg in eine Funktionsstörung ebnen.

Verläuft diese Stressspirale chronisch weiter, nehmen körperliche Erschöpfungszustände stetig zu und auch die Anfälligkeit für körperliche Erkrankungen oder Beschwerden steigt deutlich an.

wichtig

Die Flucht in körperliche Krankheit ist häufig die letzte Möglichkeit des Körpers, sein Recht auf Ruhe und Entspannung – also Pause vom Stress – durchzusetzen.

Wie sich Stress aufbaut

Auf ständig einwirkende äußere Stressreize reagiert der Organismus zuerst mit körperlichen Symptomen, wie das folgende Schema zeigt. Die Alarmphase ist die erste von insgesamt drei Phasen, die durch stressige Situationen entstehen oder eingeleitet werden und dann der Reihe nach ablaufen.

Alarmphase. Der Körper wird in Alarmbereitschaft versetzt, in der er vermehrt Energie, Kraft und Ausdauer zur Verfügung hat. Diese erhöhte Bereitstellung von Leistungsfähigkeit kann natürlich nicht auf Dauer aufrechterhalten werden. Der Körper benötigt regelmäßige Erholungsphasen, ohne die eine solche Leistung gar nicht zu realisieren ist. Bleibt die Erholung in solchen Fällen aus, brennt der Körper regelrecht leer. Die Erschöpfung rückt immer näher.

Durchhaltephase. Dieser außergewöhnliche Zustand kann eine gewisse Zeit aufrechterhalten und die erhöhte Leistungsfähigkeit konserviert und abgerufen bzw. für die Verrichtung der täglichen Herausforderungen genutzt werden. Beruflicher oder familiärer Stress

Symptome und ihre Auswirkungen

kann kurzfristig Höchstleistungen hervorbringen. In solchen sehr aktiven Phasen können mitunter Berge von Arbeit erledigt werden. Bleibt dieser Zustand längere Zeit erhalten, folgt unweigerlich die Erschöpfungsphase.

Erschöpfungsphase. Hier folgen negative körperliche Zustände, die primär aus einer Energiearmut herrühren und sich wie folgt äußern können:
- Kopf- und Gesichtsschmerzen
- Schlafmangel
- gesteigerte Erschöpfungszustände
- zunehmende Verspannung der Kaumuskeln und Schulter-Nacken-Muskeln
- Ohrgeräusche (Tinnitus: Pfeifen, Summen, Dröhnen, Rauschen usw.)
- Zähneknirschen (Bruxismus)
- Wangenbeißen
- Zähnepressen
- muskuläre Verspannungen am Rücken

Was Stress für den Kiefer bedeutet

Wenn wir bei den drei Phasen der Stressreaktion bleiben, und diese auf die Kieferregion anwenden, lassen sich dort auftretende Fehlsteuerungen wie folgt erklären.

In der Alarmphase werden auch die Kiefergelenke, die Kaumuskeln und die versorgenden Nerven verstärkt aktiviert. Emotionale Sinnesreize und -wahrnehmungen fördern diese Aktivierung und potenzieren die Wirkung (die Flut an Informationen) auf den Bewegungsapparat der Kieferregion. Die Kaumuskulatur nimmt an Spannung zu (der Muskeltonus steigt an) und ist bereit für weitere Anforderungen, die aber nie kommen werden, da die Kaumuskulatur lediglich als Ventil eingesetzt wird. Diese Ventilfunktion des Kauapparats besteht aus verstärktem Zähne zusammen-

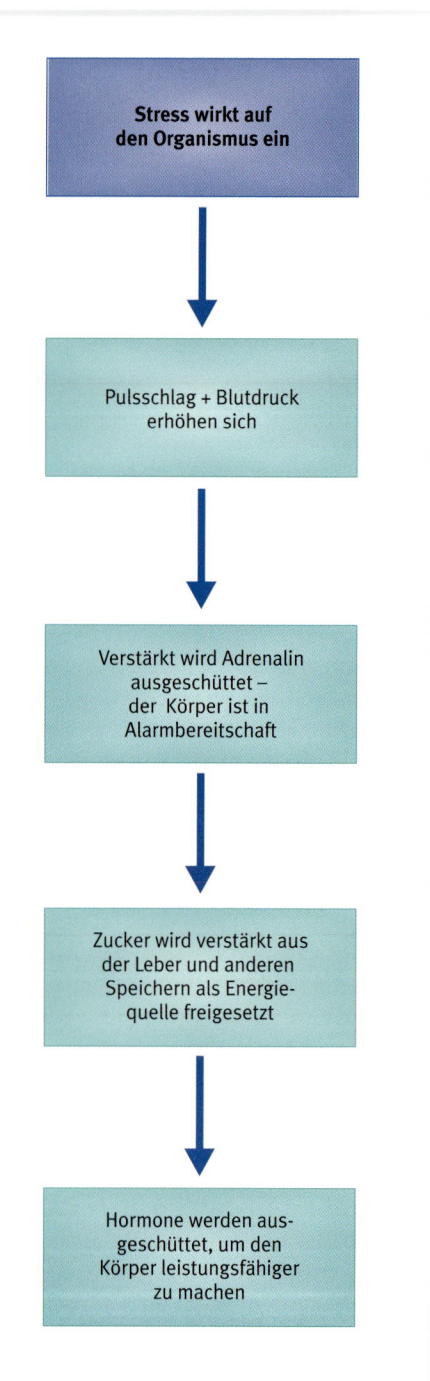

▶ Die körperliche Reaktionen auf Stress.

Körperhaltung und Stress

pressen oder sogar in seitlichem Verschieben von Unter- gegen Oberkiefer: dem Zähneknirschen. Dieser Zustand kann eine Zeit lang aufrechterhalten werden: Die Durchhaltephase in der Stresskette. In dieser Zeit nehmen das Energieniveau und die Leistungsfähigkeit der Kaumuskulatur beständig ab bis zur Erschöpfung.

Wirken Stressreize und die Reaktion weiter auf das Kiefersystem ein, kommt es auch in der Kieferregion zu einer Überlastungsreaktion, in der dieses System der Erschöpfung immer näher kommt. Die Erschöpfungsphase ist durch zunehmenden Energie- und Antriebsverlust gekennzeichnet, dem ein Einbruch in der körperlichen Gesundheit folgt. Das Kiefersystem zeigt die typischen Symptome:
- schmerzhafte Mundbewegung
- Gelenkgeräusche
- Ausweichbewegungen
- druckempfindliche Muskulatur in Kiefer-, Nacken- und Hinterkopfregion

Ergänzt werden diese Krankheitszeichen oft durch bestehende Kopf- oder auch Gesichtsschmerzen.

Steckt ein Organismus in dieser Stressspirale und kann er aus innerem Antrieb oder Erkenntnis der Probleme keine Entlastung schaffen, hat der Körper letztlich nur noch die Möglichkeit, sich in echte körperliche Beschwerden zu manövrieren. Und so seinen Drang nach Entspannung und Erholung durchzusetzen. Der allerletzte Ausweg besteht darin, den Körper zur Ruhe zu zwingen. Dies wird der Organismus mit einer realen Erkrankung in die Tat umsetzen.

Solche Reaktionen lassen sich als Versuch des Körpers, Spannungen abzubauen, erklären. Vor allem bei zunehmend fehlendem körperlichem Ausgleich (z. B. Sport, Wandern oder Spazierengehen) – der bei einer stressgeplagten Lebensführung meist zu kurz kommt. Da wird das alte Sprichwort: „Da muss man sich durchbeißen" oder „Zähne zusammen und durch" allzu wörtlich genommen.

wichtig

Diese Symptome in der Kieferregion sind ein letzter Schrei nach Hilfe und die letzte Möglichkeit unseres Körpers, auf Ruhe zu pochen. Hören Sie auf die Bitte!

Da das Kiefersystem von Hirnnerven versorgt und gesteuert wird, sind die Zusammenhänge zwischen lokalen Fehlfunktionen des Kiefersystems und psycho-emotionaler Beeinflussung sehr deutlich und stark ausgeprägt. Emotionale Sinneseindrücke wie z. B. Überforderung, Ängste oder Selbstzweifel lösen eine körperliche Reaktion aus, die häufig im von Hirnnerven versorgten Gebiet der Kiefergelenke (Kaumuskulatur und Kiefergelenke) stattfindet.

Nicht nur der Rücken ist der Spiegel der Seele, sondern vor allem das Gesicht eines Menschen: Und da liegen auch die Kiefergelenke.

SYMPTOME UND IHRE AUSWIRKUNGEN

Wer untersucht wie die Kiefergelenke

Bei der Suche nach der Ursache für verschiedene Symptome sind verschiedene medizinische Disziplinen eingebunden. Jede hat ihre eigenen Untersuchungen. Einige Menschen empfinden das vielleicht als Odyssee – aber eine gründliche Abklärung ist Voraussetzung dafür, dass die richtige Therapie den Betroffenen von seinen Beschwerden befreit.

Eine Kiefergelenksstörung kann sich, wie auf S. 10 ff. dargestellt, durch vielfältige Symptome bemerkbar machen. Je nach vorherrschenden Zeichen helfen unterschiedliche Untersuchungen bei der Diagnosestellung. Die jeweils zuständige medizinische Fachdisziplin (siehe dazu auch die Tabelle auf Seite 15) eröffnet im Normalfall die Untersuchungsreihe. Werden dabei keine ausreichenden Erklärungen für die Beschwerden des Patienten gefunden, muss die Suche ausgeweitet werden und andere Fachdisziplinen beteiligen sich an der Suche nach der Ursache. So können in der Therapie einer Kiefergelenksstörung viele Fachdisziplinen der Medizin beteiligt sein und ihren Teil zu den notwendigen Untersuchungen für die Klärung der Ursachen bis hin zur erforderlichen Behandlung beitragen.

Der häufigste Fall in der Praxis ist jedoch eine Kieferstörung, die sich durch Gelenkschmerzen (örtlich begrenzte Schmerzen an den Kiefergelenken) mit einer Mundbewegungsstörung zu erkennen gibt. Diese Beschwerden sind oft schwer von Zahnschmerzen, die sich mit ähnlichen Störungen zeigen können, abzugrenzen. Wie etwa ein Patient, der über ziehende Schmerzen am rechten Oberkiefer mit einer schmerzhaft eingeschränkten Mundöffnung klagt. Der Schmerz wird schlimmer, wenn er etwas kaut. Diese Beschwerden können sowohl von einer Kiefergelenksreizung als auch von einer Zahnschädigung ausgelöst werden. Eine genaue Untersuchung bringt hier Klarheit.

Die eingeschränkte Mundbewegung kann in allen – dem Kiefergelenk möglichen – Richtungen auftreten. Dies kann die Mundöffnung sein, die bei Weitem am häufigsten betroffen ist. Dabei kann der Mund nicht mehr in vollem Umfang geöffnet werden, und während der Bewegung treten häufig Schmerzen oder unangenehme Empfindungen auf. Auch andere vom Unterkiefer durchführbare Bewegungen können von diesen Störungen betroffen sein, wie z. B. das seitliche Verschieben des Unterkiefers nach links oder rechts oder das Nach-vorne-Schieben des Unterkiefers (ein „energisches Kinn" machen).

Schmerzen können als Dauerschmerz oder bewegungsabhängiger Schmerz entstehen. Bei Dauerschmerzen kann es sich auch um einen entzündlichen Prozess handeln, wohingegen ein Bewegungsschmerz eher einen mechanischen Reiz vermuten lässt.

Auch können die vorhandenen Beschwerden in Form von Zahnschmerzen auftreten und somit den Zahnarzt als den direkt zuständigen Ansprechpartner vorgeben. Kopf- und Gesichtsschmerzen sind ebenfalls keine Seltenheit.

Bei Bewegungen des Unterkiefers, z. B. beim Kauen oder Gähnen, können auch sogenann-

> **WISSEN**
>
> **Wenn das Gelenk „schnappt"**
>
> Beim sogenannten Gelenkschnappen hat der Betroffene das Gefühl, das Kiefergelenk „renkt sich spontan kurz aus" und sofort wieder ein: Das Gelenk schnappt kurz heraus und wieder an seinen Platz zurück. Meist springt das Gelenk dabei nicht wirklich aus der Pfanne heraus, sondern es entsteht lediglich das Gefühl.

te Gelenkgeräusche, Reiben oder Knacken entstehen. Diese Geräusche kennzeichnen einen möglicherweise geschädigten Zustand der gelenknahen Strukturen. Ein Knacken weist tendenziell auf eine gestörte Gelenkmechanik hin (meist mit Beteiligung des Knorpels im Gelenkinnenraum). Bei einem Reibegeräusch ist zuerst an eine arthrotische Veränderung, also an eine Arthrose des Kiefergelenks, zu denken.

Als Ausweichbewegungen des Unterkiefers werden z.B. seitlich ausfahrende „Schlenker" des Unterkiefers während der Mundöffnung oder auch ein Gelenkschnappen bezeichnet. Sie weisen auf eine Veränderung der Gelenkflächen der Kiefergelenke oder auf eine asymmetrische Muskelspannung der Kaumuskulatur hin.

Bei diesen Symptomen ist primär der Zahnarzt als erster Untersucher erforderlich. Er stellt fest, ob die Zähne als Ursache infrage kommen. Da die Zähne für das Aufeinanderpassen von Ober- und Unterkiefer verantwortlich sind, sind sie als Auslöser für diese Art der Kieferstörungen durchaus denkbar. Der Zahnarzt untersucht also die Zähne auf Veränderungen, die die bestehenden Beschwerden erklären können.

Dabei kommen alle Veränderungen infrage, die den Aufbiss betreffen. Also auch schmerzempfindliche Zahnbereiche. Da unser Körper darauf spezialisiert ist, Schmerzen aus dem Weg zu gehen, führen auch Zahnschmerzen zu sogenannten Ausweichbewegungen im Kiefersystem, die wiederum die Kiefergelenke negativ in ihrer Funktionsfähigkeit beeinträchtigen können.

Zahnärztliche Untersuchung

Bei der zahnärztlichen Untersuchung werden die Zähne, der Aufbiss und die Beweglichkeit der Kiefergelenke auf ihre Funktionsfähigkeit hin geprüft.

Zähne und Aufbiss

Primär wird der Zahnmediziner die Zähne auf normale Funktion und Empfindlichkeit hin untersuchen und versuchen, die Quelle des Schmerzes zu finden. Dabei gilt das Augenmerk unterschiedlichen Kriterien.

Zähne und Mundschleimhaut. Der Arzt testet auf Schmerzempfindlichkeit (Reaktion auf Kälte), er überprüft, ob die Zahnhälse freiliegen, und sucht nach Karies. Weitere Aufmerksamkeit wird er auf das Zahnfleisch legen und es auf Parodontose untersuchen. Denn auch zurückgezogenes Zahnfleisch kann Schmerzen auslösen.

Stellung der Zähne. Hier sucht der Zahnarzt nach Zahnlücken oder schaut, ob Zähne verdreht, verschoben oder schräg sind. Der richtige Aufbiss trägt die Kiefergelenke.

Symptome und ihre Auswirkungen

Aufbiss. Diese Untersuchung wird zeigen, ob die Zähne von Ober- und Unterkiefer optimal aufeinander passen: Der Zahnarzt ermittelt den ersten Zahnkontakt und prüft, wie sich die Zahnreihen bei seitlichem Verschieben der Kiefer verhalten. So kann er Veränderungen oder Einschränkungen in der Funktion ermitteln und therapeutische Schritte zur Korrektur einleiten.

„Verschobene" Zähne können auslösen …

Die Gründe für die Beschwerden können zum einen funktioneller Natur sein. Sind etwa bei einem Menschen die Kaumuskeln sehr stark verspannt, können diese Kräfte den Unterkiefer dadurch nach links verlagern. Daraus resultieren neue Zahnkontakte beim Zubeißen. Diese Veränderungen registriert der Zahnarzt und er kann versuchen, mit einer Schiene die Muskeln zu entspannen und die Stellung der Kiefer zu korrigieren. Zum anderen können strukturelle Probleme ursächlich sein: Hat ein Patient einen sogenannten Kreuzbiss (dabei überschneiden sich die Zähne der oberen und der unteren Zahnreihe), kann der Zahnarzt oder der Kieferorthopäde mittels Schienen oder Spangenversorgung diesen Zustand – nach einer eingehenden Untersuchung – verbessern.

Die Untersuchung der Kiefergelenke

Die Hauptfunktion der Kiefergelenke liegt in der normalen Bewegung des Unterkiefers. Die normalen Bewegungen des Kiefers werden hauptsächlich in den Alltagsaktivitäten Essen, Sprechen und Schlucken benötigt. Treten in den Kiefergelenken Störungen auf, z. B. durch

▶ Eine normale Kieferfunktion – für ein Leben mit Biss.

> ### WISSEN
> #### Wer übernimmt die Kosten?
> Die Kosten für Knirscherschienen übernehmen die Kassen – sofern der Arzt eine entsprechende Indikation (Diagnose) gestellt hat (S. 48).
> Schienen mit Aufbauten und speziellem Untersuchungsaufwand (Registratur des Aufbiss) sollten Sie mit der Kasse aushandeln und die Kostenübernahme (mit evtl. Eigenanteil) abklären (S. 48).
> Normale Zahnarztuntersuchungen (Zahnkontrolle bei empfindlichen Zähnen) sind Kassenleistungen.

Schwellung der Gelenkkapsel, Verspannungen der Kaumuskulatur oder durch arthrotische Veränderungen der Knorpelfläche, wird diese normale Bewegung des Unterkiefers gestört. Dabei können bei alltäglichen Aktivitäten wie Essen, Sprechen oder Schlucken und Gähnen auch entsprechende Symptome wie eine

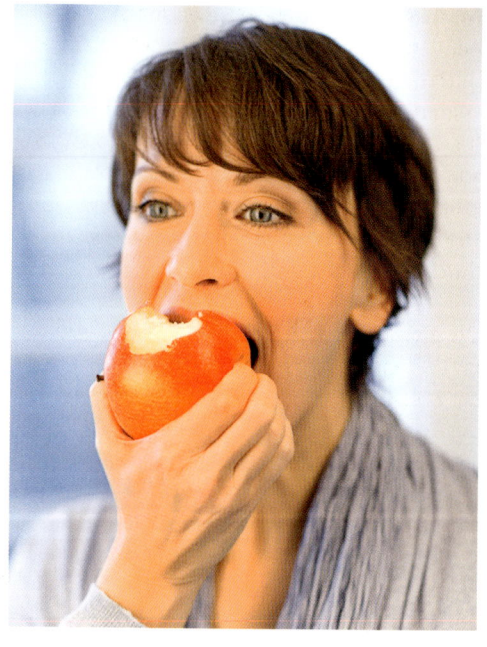

begrenzte Mundöffnung oder auch Schmerz auftreten.

Bei einer Untersuchung der Kiefergelenke werden alle möglichen Bewegungen auf normales Bewegungsausmaß und auf reibungsfreies Bewegen überprüft. Sind in diesen Bereichen (Zähne, Aufbiss und Kiefergelenke) Störungen zu finden, kann der Zahnarzt die erforderlichen Behandlungen durchführen.

Physiotherapeutische Untersuchungen

Wird eine Heilmittelverordnung über Physiotherapie (Krankengymnastik oder Manuelle Therapie) vom untersuchenden Facharzt (Zahnarzt, Kieferorthopäde usw.) ausgestellt, kann der Physiotherapeut aktiv werden. Er ist der Spezialist für den aktiven und passiven Bewegungsapparat, also für Gelenke, Muskeln, Nerven und Bänder. Aus all diesen Strukturen besteht auch das Kiefergelenk. Somit sind Untersuchung und Behandlung der Kieferregion bei vorhandenen Störungen durch einen spezialisierten Physiotherapeuten durchaus sinnvoll.

In der physiotherapeutischen Behandlung werden zunächst die Beschwerden aus der Patientensicht aufgenommen. Danach wird eine Untersuchung des Kiefersystems und aller angrenzenden Gebiete, sofern sie als Ursache für die bestehenden Störungen in Betracht kommen, durchgeführt. Auf der Basis der hier erhaltenen Informationen kann eine individuelle Behandlung der vorhandenen Symptome durchgeführt werden.

Die physiotherapeutische Diagnostik besteht im Wesentlichen aus einzelnen Bausteinen, die zusammen eine umfassende Beurteilung der Beschwerden und deren Ursachen zulassen.

Im Folgenden wird eine kurze Übersicht der wichtigsten physiotherapeutischen Untersuchungsmethoden dargestellt. Im Einzelfall können die Reihenfolge und der Umfang einzelner Testverfahren variieren. Dies richtet sich individuell nach dem Beschwerdebild des Betroffenen.

Die Patientenbefragung (Anamnese)

Hier stellt der Therapeut die wichtigsten Fragen zu den vorhandenen Beschwerden und Betroffene sollten sie bestmöglich beantworten. Nur wenn diese Vorarbeit geleistet wird, ist eine effektive Beurteilung der Situation des Betroffenen möglich, und es kann eine individuell angepasste Behandlung folgen.

Sichtuntersuchung (Inspektion)

Der Therapeut begutachtet die äußere Erscheinung der Kieferregion. Dazu gehören die lokale Gelenksituation, der Spannungszustand der Kaumuskulatur und sonstige Auffälligkeiten (z. B. die Symmetrie der Gesichtshälften und das proportionale Verhältnis von Gesicht und Schädel).

Aktive Bewegungsprüfung

Der Therapeut gibt dem Betroffenen genaue Anweisungen, wie er den Kiefer bewegen soll. Der Betroffene führt sie genau aus. Der Therapeut beobachtet dabei, wie die Bewegungen ausgeführt werden, z. B. wie groß eine Bewegung wie die Mundöffnung möglich ist. So erkennt der Therapeut, ob etwa Ausweichbewegungen stattfinden, um z. B. einen Schmerz zu vermeiden.

Neurologische Untersuchung

Sind bestimmte Krankheitszeichen (Symptome) vorhanden, die eine Beteiligung des Nervensystems als Ursache vermuten lassen, ist diese Untersuchung zwingend erforderlich. Symptome, die auf eine Beteiligung des Nervensystems schließen lassen, sind z. B. Kribbeln, Taubheitsgefühle, massiver Kraftverlust oder Bewegungsverlust. Dazu wird der Therapeut den Betroffenen befragen.

Passive Bewegungsprüfung

Dabei werden das Bewegungsverhalten und eine eventuell vorhandene Schmerzempfindlichkeit der tiefer liegenden Strukturen, vor allem die Gelenkkapsel und die Bänder des Kiefergelenks, geprüft und ein Zusammenhang zu den Problemen beurteilt. Bei der passiven Bewegungsprüfung wird der Unterkiefer des Betroffenen vom Therapeuten in eine bestimmte Position gebracht und gehalten. Der Therapeut bewegt nun den Unterkiefer in alle möglichen Richtungen. Dabei kann er die Spannung, das Bewegungsausmaß und ein eventuell auftretenden Schmerz beurteilen.

Messungen

In diesem Untersuchungsgang werden die Bewegungsrichtungen des Unterkiefers (Mundöffnung, seitliche Verschiebebewegung nach rechts und links, Vor- und Rückschub des Unterkiefers) vermessen und mit den Normwerten aus der Tabelle auf Seite 20 verglichen. Zu jedem Gelenk unseres Körpers existieren solche „normalen" Bewegungswerte. Das heißt, das Bewegungsausmaß ist dem Therapeuten bekannt, und er kann sie mit denen, die er am Patienten misst, vergleichen. Bei größeren Abweichungen von der Norm kann er geeignete Therapiemaßnahmen einleiten, um die eingeschränkte Bewegungsrichtung zu verbessern.

Muskelfunktionstest

Eine normale Gelenkfunktion setzt immer auch normale Muskelfunktionen voraus. Die Funktionen der Muskulatur können wie folgt beschrieben werden:
- Der Muskel muss mit der für eine Aktivität (z. B. Kauen) erforderlichen Kraft anspannen können (Anspannung – Kraftaufbau für eine Aktivität).
- Diese Kraft sollte während der Dauer der Aktivität aufrecht gehalten werden können (Ausdauer während der Aktivität) – fatal wäre der Umstand, wenn einem Menschen während des Essens die Kraft zum Kauen ausgehen würde.
- Die aufgebaute Kraft muss nach Beendigung der Aktivität wieder langsam und kontrolliert abgebaut werden können (Kraftabbau – Entspannung der Muskulatur).

Diese Fähigkeiten der Kaumuskulatur können in speziellen Tests ermittelt werden.

Spezielle Tests

Hierunter versteht man in der Physiotherapie das Untersuchen einer bestimmten Struktur. Am Kiefergelenk wäre besonders der Diskus (bewegliche Knorpelscheibe) zu nennen. Mit speziellen Tests ist die normale Funktionsfähigkeit prüfbar. Aus den Ergebnissen dieser Untersuchungen gestaltet der Physiotherapeut dann eine auf die Bedürfnisse des Betroffenen ausgerichtete Behandlungsstrategie.

Andere Fachdisziplinen

Die erforderlichen Untersuchungen richten sich hauptsächlich nach den tatsächlich vorherrschenden Beschwerden, den Symptomen eines Betroffenen, siehe hierzu auch die Tabelle auf Seite 11. Zum Beispiel klagt ein 55-jähriger Patient über stechende Schmerzen im linken Ohr. Er knirscht seit Jahren mit den Zähnen und hat nun auch noch Kieferschmerzen. Der Schmerz im Ohr ist permanent vorhanden. Beim Kauen von harten Speisen zieht der Schmerz stechender und stärker in das linke Ohr, und er hat das Gefühl, ihm falle das Ohr zu: Er hört dann wie durch einen Schalldämpfer (wie durch Watte).

Ein Neurologe wird vorwiegend die Funktionsfähigkeit des Nervensystems untersuchen und Befunde mit den vorhandenen Beschwerden abgleichen, um sie erklären zu können. Dazu gehören vornehmlich die Untersuchung des zentralen Nervensystems (das Gehirn und im weiteren Sinn auch die Hirnnerven) sowie das periphere Nervensystem (die Nerven, die in der Körperregion mit den vorhandenen Beschwerden arbeiten). Da bei Kieferbeschwerden häufig Kopf- oder Gesichtsschmerzen zu finden sind, ist eine Abklärung dieser Strukturen oft sinnvoll und erforderlich.

Stehen auch noch größere funktionelle Beschwerden an der Wirbelsäule oder den großen Gelenken an Armen (Schultergelenk) und Beinen (Hüft- und Kniegelenk) im Vordergrund, so ist die Konsultation eines Orthopäden ratsam.

Der Orthopäde untersucht den Körper nach Funktionsstörungen, die Beschwerden am Kiefersystem erklären können. Dazu gehören u. a. Röntgenaufnahmen, um die Gelenksituation zu klären, und Untersuchungen und Messungen, um die Statik der Körperhaltung zu untersuchen.

Bei Symptomen im Bereich der Augen sind Untersuchungen durch einen Augenarzt zu empfehlen. Die gründliche Diagnostik klärt primäre Erkrankungen der Augen und kann Augendruckmessungen oder Untersuchungen des Augenhintergrundes beinhalten.

Liegen die Hauptprobleme eher in der Ohrenregion, werden Untersuchungen durch einen HNO-Arzt erforderlich. Er kann prüfen, ob die Ursache für die Symptome in einer Funktionsstörung der Ohren liegt. Die Untersuchungen spannen sich von einem Hörtest, einer Überprüfung des Gleichgewichtsorgans bis zur Abklärung einer Mittelohrproblematik (Entzündung, Reizung, Verstopfung durch Talgablagerungen). Bevor physiotherapeutisch am Kiefer gearbeitet wird, ist eine Untersuchung beim HNO-Arzt, bei bestehenden Ohrproblemen, unbedingt erforderlich. Er klärt ab, ob eine Ohrerkrankung vorliegt, die ärztlich behandelt werden sollte.

> **WISSEN**
>
> **Wer übernimmt die Kosten?**
>
> Untersuchungen bei Orthopäden, Neurologen usw. sind bei Indikation – und Überweisung durch den Hausarzt – Kassenleistungen.
> Wenn Sie einen Augenarzt aufsuchen, wird es z. T. etwas knifflig: Viele Untersuchungen sind mittlerweile sogenannte Individuelle Gesundheitsleistungen, die Sie selbst bezahlen müssen. Der Rat: Nehmen Sie in einem solchen Fall Kontakt zu Ihrer Krankenkasse auf und verhandeln Sie mit ihr.

SYMPTOME UND IHRE AUSWIRKUNGEN

Wer behandelt die Kiefergelenke – und wie?

Abhängig von der Ursache für die Beschwerden, leiten Therapeuten die Behandlung ein. Die Physiotherapie kann mit ihren Techniken das Gleichgewicht im Körper wiederherstellen. Ein Zahnarzt korrigiert z. B. Fehlstellungen der Zähne und bringt die Kiefer wieder in die richtige Position. Ein Orthopäde behandelt ferner liegende Ursachen – wie eine Beinverkürzung.

Die Möglichkeiten, Störungen des Kiefersystems zu behandeln, sind so vielseitig wie die Auswirkungen, also die Symptome, dieser Störungen selbst. Die Behandlungen richten sich primär danach, wo am Körper, also in welcher Region des Körpers, die Beschwerden auftreten. In dieser Körperregion sollten dann auch die ersten Untersuchungen und Behandlungen erfolgen – auf die individuellen Beschwerden abgestimmt.

Physiotherapie

Allgemein formuliert stellt die Physiotherapie eine Behandlungsstrategie für Beschwerden am Bewegungsapparat dar. Der Physiotherapeut, als Spezialist für Störungen am Bewegungsapparat, beschäftigt sich mit der Behandlung von Muskeln, Gelenken, Nerven und dem Bindegewebe. Das Kiefersystem kann zum Bewegungsapparat hinzugezählt werden, da es aus Gelenk, Gelenkkapsel (Bindegewebe), Muskeln und Nerven aufgebaut ist.

Innerhalb der Physiotherapie gibt es wiederum zahlreiche Behandlungskonzepte, die von den Therapeuten angewandt werden können, um Beschwerden an diesen Strukturen dauerhaft zu beseitigen oder zumindest zu verbessern. Dazu gehören auch Entspannungstechniken, Weichteiltechniken, Mobilisationstechniken, Trainingstherapie oder auch physikalische Maßnahmen wie Elektrotherapie oder Thermoanwendungen. Weitere Therapiewerkzeuge sind im Folgenden erklärt.

Manuelle Therapie

Die Manuelle Therapie stellt eine Behandlungstechnik für Gelenke, Gelenkkapsel, umliegende Muskulatur und die zugehörigen Nerven dar. Sie wird ausschließlich von Physiotherapeuten mit einer qualifizierten Zusatzausbildung erbracht. Mit dieser Technik können Schmerzen, Bewegungseinschränkungen und andere Funktionsdefizite des Kiefersystems effektiv behandelt werden.

Propriozeptive neuromuskuläre Fazilitation (PNF) = neurophysiologische Behandlung

Bei Störungen der Nervenstrukturen und der Koordination von Bewegungen werden Techniken benötigt, die diese Strukturen fördern und aktiv zur Regeneration beitragen können. Auch diese Technik darf ausschließlich von speziell ausgebildeten Physiotherapeuten (Zusatzausbildung mit bestandener Fachprüfung) erbracht werden. Diese Technik eignet sich hervorragend zur Verbesserung der Muskelkoordination bei Unterkieferbewegungen und zur Regenerationsförderung von gestörten Nervenstrukturen.

Funktionelle Übungsbehandlungen

Zu jedem funktionellen Problem (bei jeder Funktionsstörung) ist ein Übungsprogramm zwingend erforderlich, an das sich der Patient dringend halten sollte. Nur so kann der Therapieerfolg dauerhaft gewährleistet und in vielen Fällen auch erst ausgebaut werden. Durch ein individuell angepasstes Übungsprogramm kann der Betroffene selbst zur Verbesserung beitragen. Beispiele für funktionelle Übungen entnehmen Sie bitte S. 105 ff. und S. 61 ff.

Kernstück der Physiotherapie ist sicherlich die physiotherapeutische Diagnostik – der Befund. Nur so können Ursachen und Auslöser für die Beschwerden ermittelt werden. Mithilfe des Befundes werden die Beschwerden systematisch erfasst und analysiert. Darauf aufbauend werden, gemeinsam von Therapeut und Betroffenem, geeignete Behandlungsstrategien entwickelt. Die Physiotherapie kann also auf verschiedene Systeme im Körper einwirken:

Gelenktechniken
- Passive Bewegungen
  - Mobilisation der Kiefergelenke
  - Mobilisation der Halswirbelsäule
  - Mobilisation der Schultergelenke
- Aktive Bewegungen
  - Kiefergelenke
  - Halswirbelsäule
  - Schulter
- Manuelle Therapie
- Übungsbehandlung

Muskeltechniken
- Muskelentspannung
- Weichteiltechniken (WTT)
  - Massage
  - Querfriktionen
  - Triggerpunkt-Behandlung
- Muskeldehnungen
- Kräftigung (spezielle Trainingsübungen)
- Nervenbehandlung
- Manuelle Behandlung der mechanischen Kontaktflächen
- neurale Mobilisation des N. trigeminus

Physikalische Behandlungen
- Eisanwendung
- Elektrotherapie
- Ultraschall
- Wärmeapplikation (Fango, Rotlicht, Heiße Rolle)

Eigenübung
- Mobilisation
- Stabilisierung
- Kräftigung
- Koordination

Zahnärztliche Therapie

In der zahnärztlichen Behandlung von Kiefergelenksbeschwerden werden primär reversible (rückgängig zu machende) von nicht reversiblen (bleibende) Therapiemaßnahmen unterschieden. Als reversible Therapiemaßnahme werden die Schienenversorgung und die medikamentöse Behandlung von Schmerzzuständen bezeichnet. Nicht reversible Behandlungsmaßnahmen sind Eingriffe an der Zahnsubstanz: Einschleifmaßnahmen oder

Spangenversorgung zur bleibenden Veränderung bzw. Korrektur des Aufbisses. Hierzu gehören auch Zahnaufbauten (Füllungen, Kronen usw.) zur Veränderung des Bisses.

Schienenversorgung

Mit einer Gebissschiene können primär der Aufbiss – also das Aufeinanderpassen von oberer und unterer Zahnreihe –, die Unterkieferposition und hohe Muskelspannungen beeinflusst werden. Je nach Problemstellung kommen unterschiedliche Schienentypen zum Einsatz.

Die Knirscher-Schiene (Mini-Plast-Schiene)
Dieses Modell ist eine einfache Kunststoffschiene, die über die oberen oder auch unteren Zähne gezogen wird. Dieser Schienentyp verfolgt das Hauptziel, die Zähne vor übermäßigem Abrieb zu schützen. Starker Abrieb der Zähne, die übrigens das härteste Material im menschlichen Körper darstellen, entsteht z.B. durch nächtliches Zähneknirschen (Bruxismus).

wichtig

Diese Schiene schützt also vor allem die Zähne vor Abrieb an den Kauflächen. Das verhindert zunächst größere Schäden an der Zahnsubstanz und schützt vor Schäden wie Rissen oder Infektion mit Karies.

**Entspannungsschiene
(Abwandlung einer Mini-Plast-Schiene)**
Bei diesem Schienentyp kommen spezielle Aufbauten zum Einsatz, die die Lage des Unterkiefers in eine entspannte Position verändern. Diese Maßnahme, für die allerdings eine Funktionsdiagnostik durch den Zahnarzt oder Zahntechniker (okklusale Registrierung) erforderlich ist, kann schädigende Muskelspannungen entlasten und evtl. bereits Störkontakte (Frühkontakte) beim Aufbiss ausschalten.

wichtig

Die Entspannungsschiene wirkt primär auf die muskuläre Situation. Obere und untere Zahnreihe passen besser aufeinander. Das reduziert die Aktivität der Muskeln und entspannt sie.

Die Zentrikschiene (Michigan-Schiene)
Bei Gelenkproblemen kommt dieser Schienentyp zum Einsatz. Die Schiene sorgt für ein besseres „Zueinanderpassen" der beiden Gelenkpartner des Kiefergelenks. Sie verbessert die Lage von Gelenkpfanne zu Gelenkkopf. Meist wird eine Zentrikschiene am Unterkiefer angepasst und erfordert eine exakte Registrierung im Artikulator (wiederum von Zahnarzt oder Zahntechniker durchgeführt), um die Schiene entsprechend den therapeutisch erforderlichen Bedürfnissen gestalten zu können. Ein Artikulator ist ein technisches Gerät, das die Bewegungen der Kiefer und des Mundes genau vermessen kann. Auf der Grundlage der Daten können Zahntechniker Schienen exakt anfertigen.

wichtig

Die Zentrikschiene ist zur Behandlung von Kiefergelenkproblemen geeignet. Je nach Befund der Untersuchung passt der Zahnarzt die Schiene den Bedürfnissen des Unterkiefers an.

**Die Exzentrikschiene
(Repositionierungsschiene)**
Mit einer Exzentrikschiene kann der Biss „neu" eingestellt werden, z.B. bei Fehlbisslage, Zahnfehlstellungen oder weitreichenden Gelenkproblemen. Diese Schienengruppe wird zurzeit

WER BEHANDELT DIE KIEFERGELENKE – UND WIE?

äußerst kontrovers diskutiert, da die Auswirkungen auf das gesamte Kiefersystem auch Nachteile durch Muskelverspannungen oder Belastungsverschiebungen mit Schmerzen verursachen können. Diese Schiene greift am intensivsten in das bestehende System ein und verändert es. Meist sind danach auch weitere zahnmedizinische Behandlungen erforderlich.

wichtig

Achten Sie darauf, dass dieser Schienentyp nur mit Bedacht und nach umfangreicher Aufklärung bei Ihnen eingesetzt wird. Denn durch diese Schiene können sich weitreichende Konsequenzen für die Behandlung ergeben.

Weitere zahnärztliche Maßnahmen

Bei bestehenden größeren gestörten Zahnkontakten oder deutlicher Fehlbisslage (auch bei Zahnfehlstellungen) kommen sogenannte nicht-reversible Behandlungsmaßnahmen zum Einsatz. Dabei werden die Störkontakte oder Fehlstellungen der Zähne durch Eingriffe wie z. B. ausgewähltes Einschleifen oder Zahnverlagerungen durch Spangen bzw. auch Schienenversorgung, bleibend verändert. Bei einer Fehlbisslage kann auch ein korrigierender Zahnaufbau durch Füllungen, Kronen oder Brückenkonstruktionen erfolgen. Diese nicht-reversiblen Maßnahmen sollten stets mit Bedacht gewählt werden, da sie einen bleibenden Eingriff in die Zahnorganisation bedeuten.

Orthopädische Behandlungsmaßnahmen

Sind auch statische Beschwerden an der Wirbelsäule (vor allem an der Halswirbelsäule) oder in der Lenden-Becken-Hüft-Region (LBH-Region) – auch in Form von Beinfehlstellungen – vorhanden, so ist eine orthopädische Abklärung (Differenzialdiagnostik) der bestehenden Probleme und deren Einfluss auf das Kiefersystem erforderlich und kann für die Behandlung sehr hilfreich sein. Orthopädische Behandlungsmaßnahmen konzentrieren sich primär auf die Korrektur der statischen Probleme an Wirbelsäule oder an den Beingelenken (Fuß – Knie – Hüfte). Als Behandlungsmaßnahmen kommen oft Einlagen für den Fußbereich, Muskeltechniken zur Entspannung an den kritischen Bereichen sowie Verordnungen über funktionelle Übungsbehandlung oder manuelle Therapie durch einen Physiotherapeuten zum Einsatz. Auch Akupunktur, Triggertechniken oder angewandte Kinesiologie sind gängige Behandlungsverfahren bei bestehenden Kieferstörungen.

WISSEN

Triggerpunkte und Kinesiologie

Mit der Triggerpunkttherapie versuchen Physiotherapeuten, lokale Verhärtungen in der Skelettmuskulatur zu lösen. Diese Verhärtungen werden viele kennen: Sie sind druckempfindlich und strahlen manchmal Schmerzen in die Umgebung aus. Die Kinesiologie gilt als ein alternativmedizinisches Diagnose- und Behandlungskonzept. Sie geht davon aus, dass die Muskelspannung Auskunft gibt über den (funktionalen) Zustand des Körpers und dass sich bestimmte Beschwerden in bestimmten Muskelgruppen zeigen.

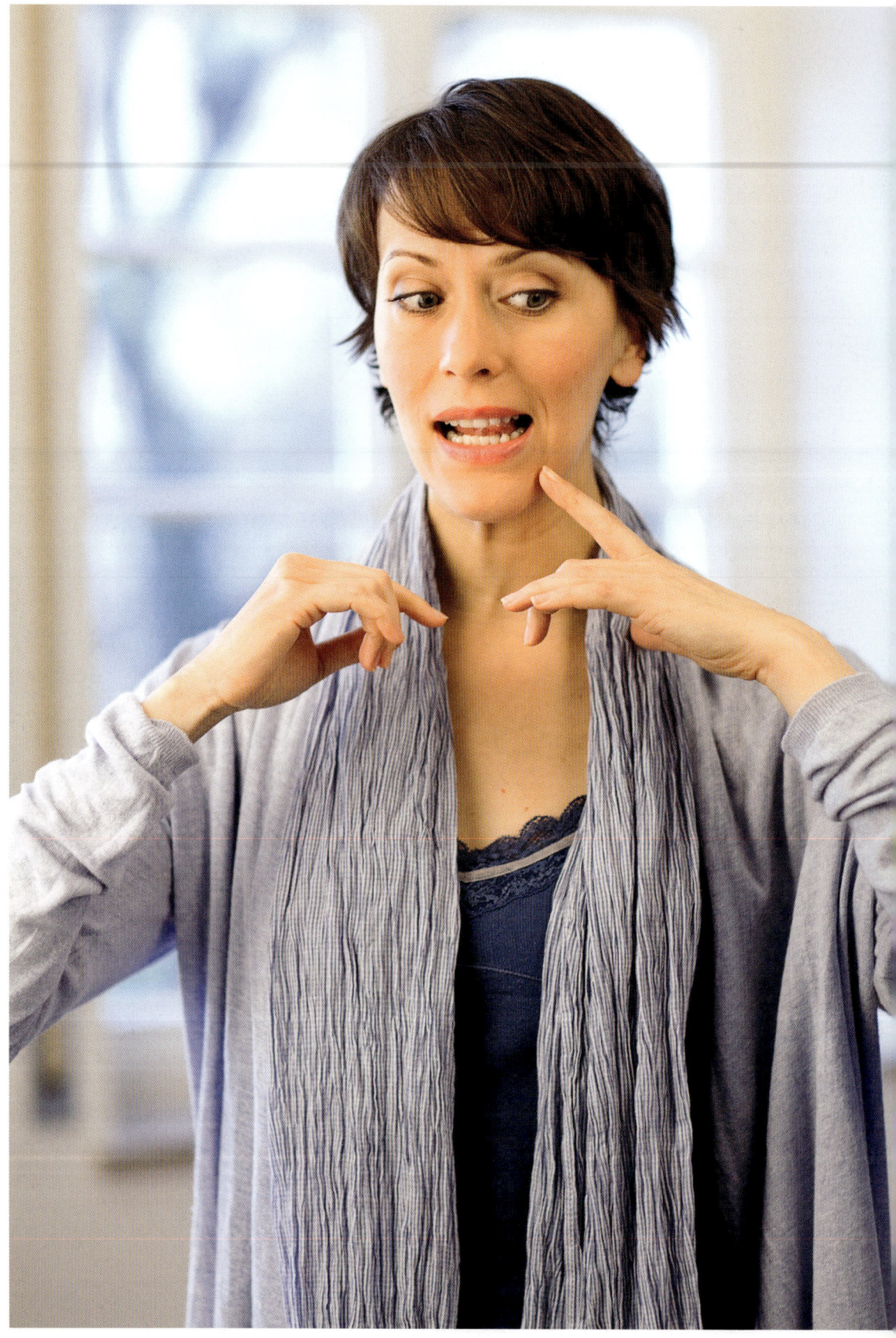

Selbsttest und Übungen

Prüfen Sie sich und Ihre Kiefergelenke! Sollten Sie Beschwerden haben, deren Ursache bisher unklar ist, dann machen Sie doch einen kleinen Selbsttest. Und probieren Sie gerne Übungen aus, die die Beschwerden womöglich schon schnell lindern können.

SELBSTTEST UND ÜBUNGEN

Schauen Sie genau hin!

In einem ersten Schritt über einen Fragebogen stellen Sie fest, ob überhaupt Beschwerden bei Ihnen vorliegen. Falls ja, können Sie schon die ersten Empfehlungen für Übungen ableiten. Lassen Sie sich zeigen, wie Sie die Beweglichkeit – und damit auch ordentliche Funktion – Ihres Kiefergelenks testen und beurteilen. Danach heißt es: bewegen und trainieren!

Um die bei Ihnen vorliegenden Beschwerden eingehender zu ergründen und zu beurteilen, können Sie den auf den folgenden Seiten erläuterten Selbsttest vornehmen. Damit können etwaige Probleme des Kiefersystems bereits erkannt und lokalisiert werden, um dann gezielte Schritte zur Untersuchung und Behandlung einleiten zu können. Eine kleine Anmerkung vorab: Dieser Selbsttest ersetzt in keiner Weise eine ärztliche Untersuchung oder Diagnostik. Er dient ausschließlich der eigenen Kontrolle, ob die Möglichkeit einer Kiefergelenksstörung besteht. Der Selbsttest beinhaltet zwei grundlegende Schritte, die zusammen solide Ausgangswerte liefern.

1. Der Fragebogen
Beantworten Sie ehrlich ein paar wenige Fragen. So finden Sie heraus, ob Sie womöglich unter einer Kiefergelenksstörung leiden. Auch leiten sich daraus erste Maßnahmen ab, was fachärztlich untersucht und weiterbehandelt werden sollte.

2. Aktive Bewegungsprüfung
Durch das gezielte Bewegen des Unterkiefers in alle normalen Bewegungsrichtungen und das Beobachten und Beurteilen dieser Bewegungen können weitere Mängel in der Funktion erkannt werden. Diese geben Hinweise auf mögliche funktionelle Störungen.

Der Fragebogen

Der erste Schritt dieses Selbsttests besteht in einem Fragebogen, mit dessen Hilfe Sie die Wahrscheinlichkeit einer Kiefergelenksstörung ermitteln können. Bei einem positiven Testergebnis suchen Sie bitte auch einen Facharzt auf, der weitere Differenzialdiagnostik vornehmen wird.

Fragebogen: Haben Sie Beschwerden bei ...

Frage	Ja	Nein
1. Haben Sie Schmerzen bei Kieferbewegungen (Mundöffnung, Gähnen, Kauen usw.)?	☐	☐
2. Haben Sie eine eingeschränkte Mundöffnung (geht der Mund nicht vollständig auf)?	☐	☐
3. Können Sie bei Kieferbewegungen ein Knacken hören oder fühlen?	☐	☐

Frage	Ja	Nein
4. Spüren oder hören Sie ein Reibegeräusch bei Kiefergelenksbewegungen?	☐	☐
5. Ist die Kaumuskulatur druckempfindlich oder schmerzhaft auf direkten Druck?	☐	☐
6. Sind die Kaumuskeln morgens stark verspannt oder druckempfindlich?	☐	☐
7. Verstärken sich die Beschwerden in Stress-Situationen?	☐	☐
8. Leiden Sie manchmal unter einer Mundsperre (geht der Mund manchmal nicht mehr auf oder nicht mehr zu)?	☐	☐
9. Haben Sie zusätzlich häufig Kopfschmerzen?	☐	☐
10. Haben Sie öfter ein Druckgefühl an den oder um die Augen?	☐	☐
11. Leiden Sie unter Ohrgeräuschen?	☐	☐
12. Haben Sie Schluckbeschwerden? Ein Kloßgefühl im Hals?	☐	☐
13. Leiden Sie unter Geschmacksempfindungsstörungen? (Kein Geschmack mehr – oder zu viel?)	☐	☐
14. Haben Sie Geruchsstörungen? (Ein Zuviel oder Zuwenig davon?)	☐	☐

Wenn Sie mindestens acht dieser Fragen mit „Ja" beantworten können, ist eine Störung des Kiefersystems bei Ihnen anzunehmen. In diesem Fall sollten Sie einen Arztbesuch erwägen, um die Beschwerden untersuchen zu lassen und erforderliche Behandlungsmaßnahmen zeitnah aufnehmen zu können.

Interpretieren Sie das Ergebnis

Wenn Sie eine der Fragen von 1–8 mit „Ja" beantwortet haben, sind folgende Übungen gegen ihre Beschwerden zu empfehlen:
- sehr erfolgversprechend: Äußerer Mundwinkelheber (S. 69), Innerer Mundwinkelheber (S. 69) und Stirnentspanner (S. 70); Mund-auf-Kontrolleur (S. 72), Rechter Kinnwackler (S. 73), Vorderer Kinnwackler (S. 73), Mund-zu-Kontrolleur (S. 74), Linker Kinnwackler (S. 74) und Hinterer Kinnwackler (S. 75); Einhändiger Mundöffner (S. 78) und Beidhändiger Mundöffner (S. 78); Zunge-Zahn-Zuoberst (S. 81), Zunge-Zahn-Zuunterst (S. 82), Zunge-Zahn auf Holz (S. 83) und Watteweicher Anti-Knack (S. 82)
- auch erfolgversprechend: Zunge-Ecke oben-links (S. 84), Zunge-Ecke unten-links (S. 84), Zunge-Ecke oben-rechts (S. 85), Zunge-Ecke unten-rechts (S. 85), Zungenzieher rechts (S. 86), Zungenzieher links (S. 86); Anti-Knack zur Seite (S. 80) und Anti-Knack nach vorn und hinten (S. 81); Ballhalter (S. 76), Ballverdreher (S. 76) und Ballverschieber (S. 77)
- ergänzend zu empfehlen: Mundbremse (S. 65), Kieferschieber (S. 65), Kieferdrücker (S. 66), Holzbeißer (S. 66), Holzschieber (S. 67), Kieferwippe (S. 67), Seiltrick (S. 68)

Zur genauen Abklärung ist ein Besuch bei Ihrem Zahnarzt zu empfehlen.

Bei einer „Ja"-Antwort zu Frage 9 sind folgende Übungen zu empfehlen:

SELBSTTEST UND ÜBUNGEN

- sehr erfolgversprechend: Äußerer Mundwinkelheber (S. 69), Innerer Mundwinkelheber (S. 69), Stirnentspanner (S. 70); Geldtransporter (S. 71); Hals-im-Lot (S. 90), Kinntacker (S. 91) und Hans-guck-in-die-Luft (S. 91); Haltung-Zeiger (S. 101), Oberkörper-Dreher rechts (S. 101) und Oberkörper-Dreher links (S. 102); Hängenlasser (S. 102), Hochkommer (S. 103), Vierfuß-Dreher oben (S. 104), Vierfuß-Dreher unten (S. 104)
- auch erfolgversprechend: Wirbel-Entspanner (S. 105), Bein-Beweger (S. 106), Lendenwirbel-Hebel (S. 107)
- ergänzend zu empfehlen: alles, was guttut

Des Weiteren wäre ein Termin bei einem Orthopäden oder einem Neurologen ratsam.

Bei einer positiven Antwort zu Frage 10 sind folgende Übungen anzuraten:
- sehr erfolgversprechend: Geldtransporter (S. 71), Äußerer Mundwinkelheber (S. 69), Innerer Mundwinkelheber (S. 69) und Stirnentspanner (S. 70), Mundbremse (S. 65), Kieferschieber (S. 65), Kieferdrücker (S. 66)
- auch erfolgversprechend: Mund-auf-Kontrolleur (S. 72), Rechter Kinnwackler (S. 73), Vorderer Kinnwackler (S. 73), Mund-zu-Kontrolleur (S. 74), Linker Kinnwackler (S. 74) und Hinterer Kinnwackler (S. 75)

- ergänzend zu empfehlen: alles, was guttut (vor allem die Übungen ab S. 80), je nach persönlichem Empfinden.

Zur genaueren Abklärung ist der Augenarzt zuständig, um eine Erkrankung dieses Systems auszuschließen.

Wenn die Fragen 11–14 eine positive Antwort enthalten, sind folgende Übungen zu empfehlen:
- sehr erfolgversprechend: Hals-im-Lot (S. 90), Kinntacker (S. 91), Hans-guck-in-die-Luft (S. 91); Zunge-Ecke oben-links (S. 84), Zunge-Ecke unten-links (S. 84), Zunge-Ecke oben-rechts (S. 85), Zunge-Ecke unten-rechts (S. 85)
- auch erfolgversprechend: Zunge-Zahn-Zuoberst (S. 81), Zunge-Zahn-Zuunterst (S. 82), Zunge-Zahn auf Holz (S. 83), Mund-auf-Kontrolleur (S. 72) bis Beidhändiger Mundöffner (S. 78)
- ergänzend zu empfehlen: alles, was guttut (wählen/probieren Sie von Hals-im-Lot (S. 90) bis Lendenwirbel-Hebel (S. 107) die für Sie passenden Übungen aus)

Diese Störungen betreffen das Fachgebiet eines HNO-Arztes, der die erforderlichen diagnostischen Schritte einleiten wird, um Störungen abzuklären.

Prüfen Sie die Beweglichkeit

Um die Bewegungen des Unterkiefers beurteilen zu können, ist es wichtig, zuerst einmal zu wissen, welche Bewegungen der Unterkiefer eigentlich durchführen kann und in welche Richtungen diese Bewegungen ausgeführt werden und wie dies auszusehen hat. Auf den folgenden Seiten finden Sie praktische Übungen mit genauen Beschreibungen. Generell kann sich der Unterkiefer in sechs Richtungen bewegen:
- 1. Mundöffnung: Dabei bewegt sich der Unterkiefer nach unten vom Oberkiefer weg (er entfernt sich vom Oberkiefer). Normal sind ein Abstand von etwa 2–3 Querfingern.

- **2. Mundschluss:** Dabei bewegt sich der Unterkiefer auf den Oberkiefer zu und die Zähne von Ober- und Unterkiefer „verzahnen" sich ineinander.
- **3. Laterotrusion – Verschiebung zur Seite:** Bei dieser Bewegung verschiebt sich der Unterkiefer gegen den Oberkiefer auf eine Seite nach außen. Eine Laterotrusion in eine Richtung führt immer automatisch zu einer Mediotrusion der Gegenseite. Da sich der Unterkiefer stets als Ganzes bewegt, verschiebt er sich an einem Kiefergelenk nach außen und gleichzeitig am anderen Kiefergelenk nach innen.
- **4. Mediotrusion – Verschiebung nach innen:** Dabei verschiebt sich der Unterkiefer in einem Kiefergelenk nach innen – siehe Laterotrusion.
- **5. Protrusion – Verschiebung nach vorne:** Dabei verschiebt sich der Unterkiefer gegen den Oberkiefer nach vorne.
- **6. Retrusion – Verschiebung nach hinten:** Hierbei verschiebt sich der Unterkiefer gegen den Oberkiefer nach hinten.

Bei den folgenden Abbildungen haben Sie immer eine Angabe darüber, was als normal angesehen werden kann, und eine Beschreibung der häufigsten Abweichungen. Sind bei Ihnen viele dieser Abweichungen vorhanden, ist eine Störung des Kiefersystems wahrscheinlich, und es sind weitere Untersuchungen (durch den Zahnarzt und/oder einen speziell ausgebildeten Physiotherapeuten) zu empfehlen.

Ein einfaches Bewegungsprogramm für das Kiefergelenk könnte wie in der Tabelle unten aussehen.

Bei Störungen einer Bewegungsrichtung kommen primär folgende Übungen zum Einsatz:
- sehr erfolgversprechend: Mund-auf-Kontrolleur (S. 72) bis Hinterer Kinnwackler (S. 75)
- auch erfolgversprechend: Äußerer Mundwinkelheber (S. 69), Innerer Mundwinkelheber (S. 69) und Stirnentspanner (S. 70)
- ergänzend zu empfehlen: die Übungen von Mundbremse (S. 65) bis Seiltrick (S. 68)

> **TIPP**
>
> **Untersuchung ist schon Therapie**
>
> Alle folgenden Unterkieferbewegungen stellen direkt eine Übungen zur Verbesserung der einzelnen Bewegungsrichtungen dar. Führen Sie die Bewegungen dazu mehrfach durch. Achten Sie auf eine schmerzfreie und möglichst reibungsfreie Bewegung.

Beginnen Sie mit einfachen Übungen.

Bewegungsrichtung	Anzahl der Wiederholungen (Wdh.)
Mundöffnung	4 × 20 Wdh.
Seitliche Verschiebung nach rechts	4 × 20 Wdh.
Seitliche Verschiebung nach links	4 × 20 Wdh.
Unterkiefer Vorschub	4 × 20 Wdh.
Unterkiefer Rückschub	4 × 20 Wdh.

Selbsttest und Übungen

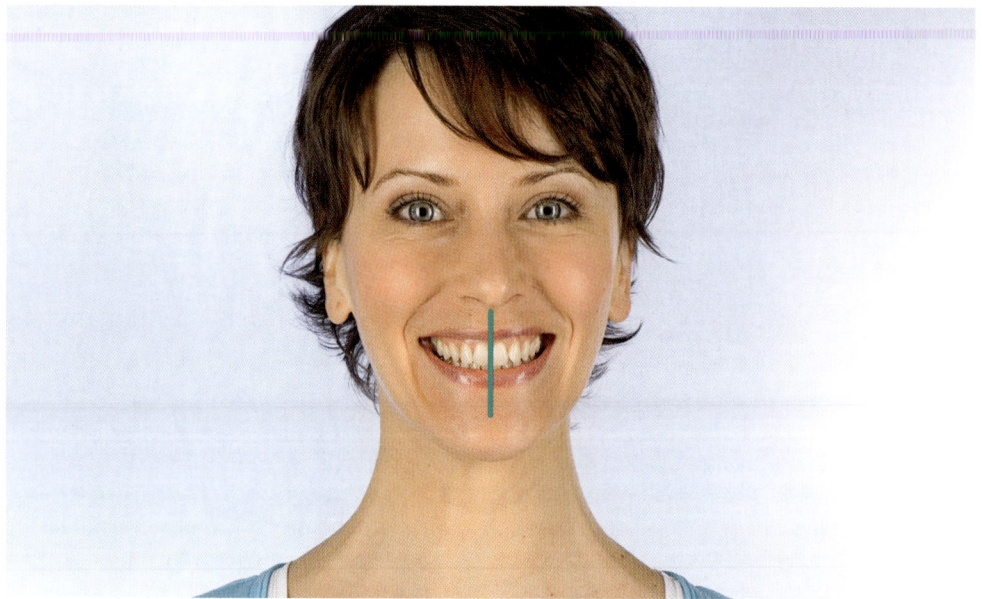

▲ So funktioniert der Mundschluss.

Mundschluss

Normale Qualität

Ein normaler Mundschluss besteht dann, wenn die Zähne an möglichst vielen Stellen bestmöglich ineinandergreifen. Dabei sollten möglichst wenige Stellen ohne Zahnkontakt (Kontakt der Zähne des Oberkiefers mit den Zähnen des Unterkiefers) bleiben. Überprüfen Sie auch den ersten Zahnkontakt! Normalerweise sollte ein möglichst flächiger erster Kontakt mit möglichst vielen Zähnen gleichzeitig bestehen. Treffen einzelne Zähne schon früh aufeinander, spricht man von einem „Frühkontakt". Das deutet auf Belastungsspitzen hin, die einmal die Zahnsubstanz schädigen und auch zu Aufbissschmerzen führen können. Weiterhin sollte die mittlere Schneidekantenlinie (die Linie zwischen den Schneidezähnen) von Ober- und Unterkiefer übereinanderliegen. Dabei bildet die Linie zwischen den unteren Schneidezähnen die direkte Fortsetzung der Linie der oberen Schneidezähne.

Auffälligkeiten

Frühkontakte der Zähne stellen mit die häufigste Abweichung dar. Dabei treten zwei Zähne (einer im Oberkiefer – einer im Unterkiefer) vor allen anderen in den Kontakt. Die restlichen Zähne schieben sich danach ineinander. So entsteht ein einseitiger, mechanischer Zahnkontakt mit entsprechendem Verschleiß.

Eine verschobene Mittellinie ist ebenfalls oft vorhanden. Dabei steht der Unterkiefer in der Mundschluss-Position zu weit nach links oder rechts. Die Linie der Schneidezähne (von Ober- und Unterkiefer) setzt sich nicht direkt fort. Diese ungünstige Situation verändert zunächst die Spannung in der Kaumuskulatur, die sich weiter auf Nacken und Schultern auswirken kann.

Schauen Sie genau hin!

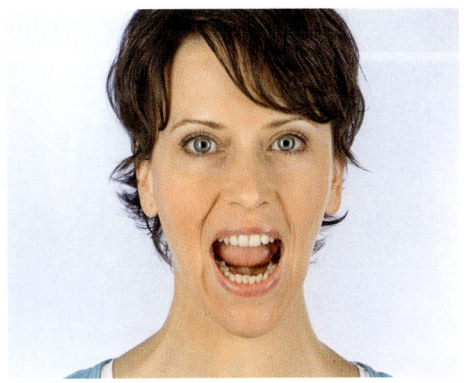
▲ So funktioniert die Mundöffnung.

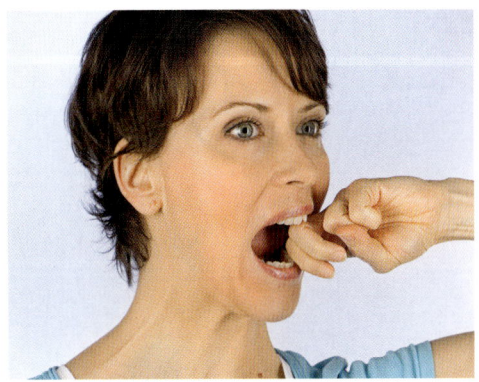
▲ Kontrollieren Sie Ihre Mundöffnung.

Mundöffnung

Normale Qualität
Eine normale Mundöffnung hat ein Ausmaß von mehr als 40 Millimeter. Einfach messbar wird die Mundöffnung durch die Angabe der Querfinger, die in den Mund genommen werden können. Damit kann man drei Querfinger (an den Fingerknöcheln) als Maß für die maximale Mundöffnung nehmen. Eine größere Mundöffnung bringt meist funktionelle Probleme mit sich. Für ein optimales Bewegungsverhalten sind zwei Querfinger ausreichend, die ohne Reiben und Drücken in den Mund passen, wie es in der folgenden Abbildung zu sehen ist. Bestenfalls entfernt sich der Unterkiefer bei der Mundöffnung gleichmäßig und in der Mitte bleibend vom Oberkiefer, bis zum Bewegungsende.

Auffälligkeiten
Bei einer eingeschränkten Mundöffnung wird der Normwert (40 Millimeter) nicht erreicht. In der Zahnmedizin spricht man ab einer Mundöffnung von weniger als 38 Millimeter von einer eingeschränkten Mundöffnungsbewegung. Eine weitere (qualitative) Auffälligkeit wäre ein Verlassen der Mittellinie des Unterkiefers während der Öffnungsbewegung. In dem Fall verschiebt sich der Unterkiefer während der Mundöffnung nach rechts oder links. Auch Knack- oder Reibegeräusche während der Mundöffnung sind als Auffälligkeit zu bewerten. Normalerweise ist die Mundöffnung geräuschlos.

> **TIPP**
>
> **Übungen, die helfen**
>
> Mundbremse (S. 65), Kieferwippe (S. 67), Äußerer Mundwinkelheber (S. 69), Innerer Mundwinkelheber (S. 69), Stirnentspanner (S. 70), Mund-auf-Kontrolleur (S. 72), Ballverdreher (S.76), Einhändiger Mundöffner (S. 78), Beidhändiger Mundöffner (S. 78), Anti-Knack zur Seite (S. 80), Zunge-Zahn-Zuoberst (S. 81), Zunge-Zahn-Zuunterst (S. 82), Zunge-Zahn auf Holz (S. 83), Zunge-Ecke oben-links (S. 84), Zunge-Ecke unten-links (S. 84), Eis oder Wärme (S. 87)

Selbsttest und Übungen

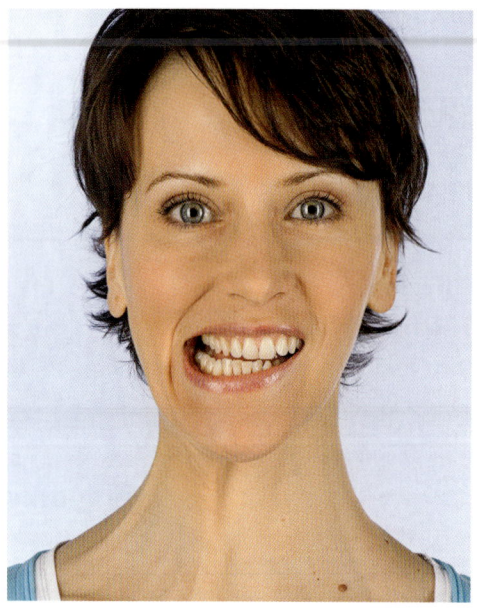

▲ Wie beweglich ist der Kiefer nach rechts?

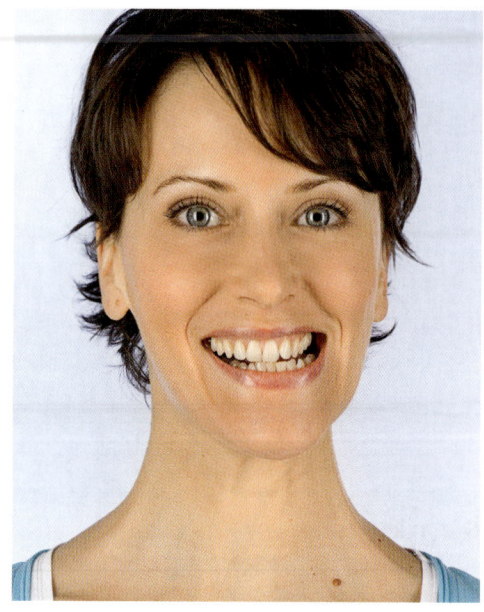

▲ Wie beweglich ist der Kiefer nach links?

Seitliche Verschiebung

Normale Qualität
Die seitliche Verschiebung des Unterkiefers erfolgt im Normalfall seitengleich. Das heißt, diese Bewegung sollte in beide Richtungen gleich groß durchführbar sein. Als normal können in beide Richtungen 11–15 Millimeter angesehen werden. Auch sollte die Bewegung in beide Richtungen annähernd gleich aussehen: Ausweichbewegungen mit dem Unterkiefer nach vorne oder nach hinten stellen eine Abweichung dar.

Auffälligkeiten
Oft ist bei einer Kieferstörung eine einseitig eingeschränkte Bewegung zu erkennen: Das heißt, diese seitliche Verschiebebewegung geht in eine Richtung deutlich weiter als in die andere. Auch sind zusätzliche Unterkieferbewegungen nach vorne oder hinten zu erkennen. Diese Abweichungen sprechen für eine Störung des Kiefersystems.

> **TIPP**
>
> **Übungen, die helfen**
> Kieferdrücker (S. 66), Holzschieber (S. 67), Kieferwippe (S. 67), Seiltrick (S. 68), Äußerer Mundwinkelheber (S. 69), Innerer Mundwinkelheber (S. 69), Stirnentspanner (S. 70), Rechter Kinnwackler (S. 73), Linker Kinnwackler (S. 74), Ballverschieber (S. 77), Anti-Knack zur Seite (S. 80), Anti-Knack nach vorn und hinten (S. 81), Zunge-Zahn auf Holz (S. 83), Zungenzieher rechts (S. 86), Zungenzieher links (S. 86)

SCHAUEN SIE GENAU HIN!

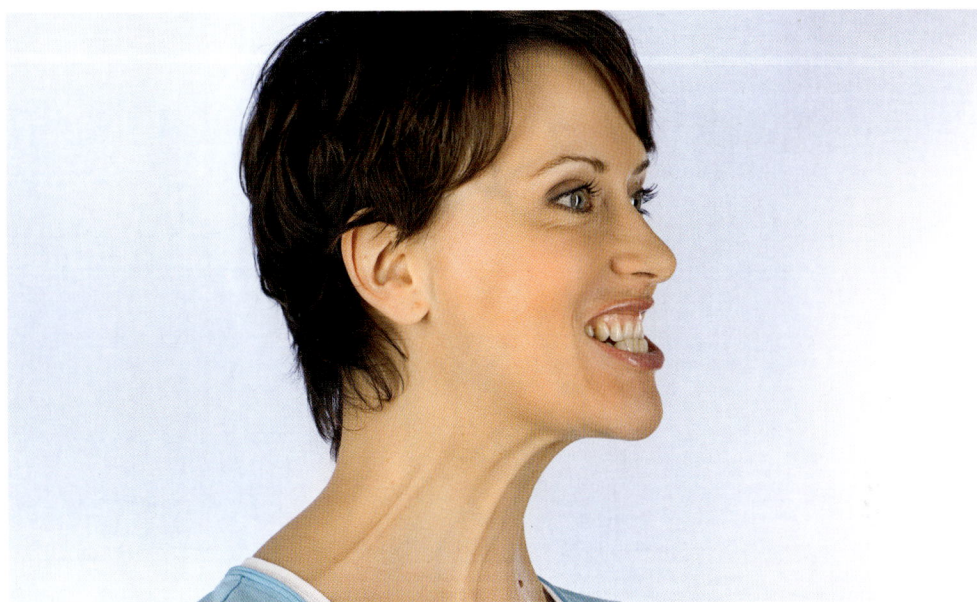

▲ Wie weit können Sie Ihren Unterkiefer vorschieben?

Vorschub des Unterkiefers

Normale Qualität
Die Bewegung des Unterkiefers nach vorne wird in einer geraden Linie durchgeführt und beträgt normal 7–10 Millimeter. Auch sollten keinerlei Geräusche dabei auftreten.

Auffälligkeiten
Eine Verschiebung des Unterkiefers nach rechts oder links sowie eine reduzierte Beweglichkeit nach vorne sind häufig bei Störungen zu beobachten.

> **TIPP**
>
> **Übungen, die helfen**
> Kieferschieber (S. 65), Holzbeißer (S. 66), Kieferwippe (S. 67), Äußerer Mundwinkelheber (S. 69), Innerer Mundwinkelheber (S. 69), Stirnentspanner (S. 70), Vorderer Kinnwackler (S. 73), Ballverdreher (S. 76), Anti-Knack nach vorn und hinten (S. 81)

Selbsttest und Übungen

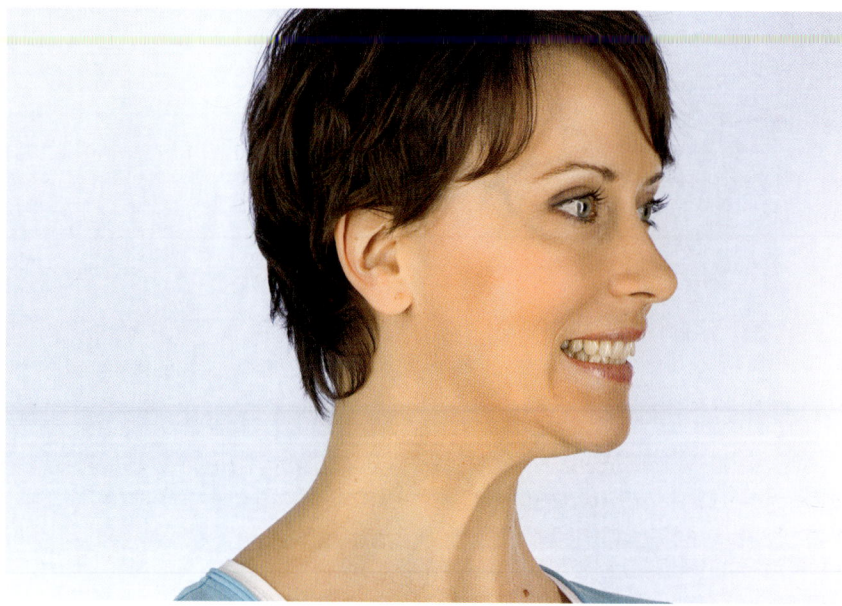

▲ Wie weit können Sie Ihren Kiefer zurückschieben?

Rückschub des Unterkiefers

Normale Qualität
Die „Rückwärtsbewegung" des Unterkiefers stellt hohe koordinative Ansprüche an den Menschen. Diese Bewegung ist von Haus aus schwer durchzuführen und hat auch mit null bis drei Millimeter ein kleines Bewegungsausmaß. Auf jeden Fall aber sollte sie ebenfalls mittig in einer Linie durchführbar sein.

Auffälligkeiten
Abweichungen nach rechts oder links sind häufig zu beobachten, manchmal auch kompensatorische (ausgleichende) Mundöffnungen bei koordinativen Schwierigkeiten.

> ## TIPP
>
> ### Empfohlene Übungen
> Holzbeißer (S. 66), Kieferwippe (S. 67), Äußerer Mundwinkelheber (S. 69), Innerer Mundwinkelheber (S. 69), Hinterer Kinnwackler (S. 75), Ballverdreher (S. 76), Zunge-Zahn-Zuoberst (S. 81), Zunge-Zahn auf Holz (S. 83)

SCHAUEN SIE GENAU HIN!

Übungsprogramme

Manchmal haben die kleinen Dinge eine große Wirkung. Mit vergleichsweise einfachen Übungen können Sie ersten Beschwerden gut begegnen. Finden Sie heraus, was Ihnen am besten hilft. Sie kennen sich selbst am besten. Prüfen Sie in einem ersten Schritt, was Ihnen bei der Verbesserung Ihrer Beschwerden helfen kann, und finden Sie das geeignete Training.

Die Übersicht stellt den häufigsten Beschwerden die effektivsten Übungen gegenüber und erleichtert das Erstellen von Übungsprogrammen. Wobei immer zu beachten ist, dass jeder Mensch auf die Übungen in anderer Art und Weise anspricht. Die beste Zusammenstellung von Übungen ist immer die, die von der betreffenden Person selbst getroffen wurde. Der sichere Weg zu einem effektiven Übungsprogramm ist also, die dargestellten Übungen auszuprobieren und die für sich selbst passenden Übungen herauszufinden. Die Tabelle unten kann dabei eine Hilfe sein.

Welche Übung hilft bei meinen Beschwerden?

Beschwerden	Empfohlene Hauptübungen	Ergänzende Übungen
Kieferschmerz	Äußerer Mundwinkelheber (S. 69), Innerer Mundwinkelheber (S. 69), Stirnentspanner (S. 70), Mund-auf-Kontrolleur (S. 72), Rechter Kinnwackler (S. 73), Vorderer Kinnwackler (S. 73), Mund-zu-Kontrolleur (S. 74), Linker Kinnwackler (S. 74), Hinterer Kinnwackler (S. 75), Anti-Knack zur Seite (S. 80), Anti-Knack nach vorn und hinten (S. 81) und Eis + Wärme (S. 87) je nach persönlichem Empfinden	Hals-im-Lot (S. 90), Kinntacker (S. 91), Hans-guck-in-die-Luft (S. 91), Luftballon-Halter (S. 92), Armpendel (S. 95), Vierfuß-Dreher oben (S. 104), Vierfuß-Dreher unten (S. 104)
Kiefergelenkgeräusche	Holzbeißer (S. 66), Holzschieber (S. 67), Holzschieber (S. 67), Ballverschieber (S. 77), Anti-Knack zur Seite (S. 80), Anti-Knack nach vorn und hinten (S. 81), Zunge-Zahn-Zuoberst (S. 81), Zunge-Zahn-Zuunterst (S. 82), Zunge-Zahn auf Holz (S. 83), Watteweicher Anti-Knack (S. 82), Zunge-Ecke oben-links (S. 84), Zunge-Ecke unten-links (S. 84), Zungenzieher rechts (S. 86), Zungenzieher links (S. 86)	Straffer-Bauch-Trainer (S. 98), Intensiver Straffer-Bauch-Trainer (S. 99), Beinklapper (S. 99), Bein-Oberkörper-Klapper (S. 100)

61

Selbsttest und Übungen

Beschwerden	Empfohlene Hauptübungen	Ergänzende Übungen
Kopfschmerz	Äußerer Mundwinkelheber (S. 69), Innerer Mundwinkelheber (S. 69), Stirnentspanner (S. 70), Geldtransporter (S. 71), Ballhalter (S. 76) + Eis auf die Kaumuskulatur + Wärme in den Schulter-Nacken-Bereich (S. 87)	Hals-im-Lot (S. 90), Kinntacker (S. 91), Hans-guck-in-die-Luft (S. 91), Armpendel (S. 95), Wirbel-Entspanner (S. 105), Bein-Beweger (S. 106), Lendenwirbel-Hebel (S. 107)
eingeschränkte Mundöffnung	Mundbremse (S. 65), Kieferschieber (S. 65), Kieferdrücker (S. 66), Äußerer Mundwinkelheber (S. 69), Innerer Mundwinkelheber (S. 69), Stirnentspanner (S. 70), Einhändiger Mundöffner (S. 78), Beidhändiger Mundöffner (S. 78) + Eisanwendung (S. 87)	Armpendel (S. 95), Hochkommer (S. 103)
Nackenschmerz	Kieferwippe (S. 67), Äußerer Mundwinkelheber (S. 69), Innerer Mundwinkelheber (S. 69), Stirnentspanner (S. 70), Hals-im-Lot (S. 90), Kinntacker (S. 91), Hans-guck-in-die-Luft (S. 91) + Wärme in den Schulter-Nacken-Bereich (S. 87)	Handtuchhalter links (S. 92), Handtuchhalter rechts (S. 93), Handtuch-Gruß (S. 93), Handtuch-Kipper (S. 94), Armpendel (S. 95), Diagonaler Vierfuß (S. 96), Seitlicher Vierfuß (S. 97), Straffer-Bauch-Trainer (S. 98), Intensiver Straffer-Bauch-Trainer (S. 99), Beinklapper (S. 99), Bein-Oberkörper-Klapper (S. 100), Haltung-Zeiger (S. 101), Oberkörper-Dreher rechts (S. 101), Oberkörper-Dreher links (S. 102), Wirbel-Entspanner (S. 105), Bein-Beweger (S. 106), Lendenwirbel-Hebel (S. 107)
Tinnitus	Äußerer Mundwinkelheber (S. 69), Innerer Mundwinkelheber (S. 69), Stirnentspanner (S. 70), Rechter Kinnwackler (S. 73), Vorderer Kinnwackler (S. 73), Linker Kinnwackler (S. 74), Zunge-Zahn-Zuoberst (S. 81)	Armpendel (S. 95), Hängenlasser (S. 102), Hochkommer (S. 103)
verspannte Kaumuskeln	Kieferwippe (S. 67), Seiltrick (S. 68), Ballverdreher (S. 76), Ballverschieber (S. 77), Zunge-Ecke oben-links (S. 84), Zunge-Ecke unten-links (S. 84) + Eisanwendung auf die Kaumuskeln (S. 87)	Luftballon-Halter (S. 92), Armpendel (S. 95), Vierfuß-Dreher oben (S. 104), Vierfuß-Dreher unten (S. 104)
Gesichtsschmerzen	Äußerer Mundwinkelheber (S. 69), Innerer Mundwinkelheber (S. 69), Stirnentspanner (S. 70), Geldtransporter (S. 71), Zungenzieher rechts (S. 86), Zungenzieher links (S. 86), Luftballon-Halter (S. 92), und Eis oder Wärme je nach Empfinden (S. 87)	Armpendel (S. 95), Wirbel-Entspanner (S. 105), Bein-Beweger (S. 106), Lendenwirbel-Hebel (S. 107)

Unterstützen Sie Ihre Genesung

Ihre Behandler sind auf Ihre Hilfe angewiesen. Lassen Sie sich zeigen, wie Sie Ihre Therapie aktiv begleiten können. Halten Sie sich möglichst genau an die Anweisungen Ihres Therapeuten und führen Sie die Übungen sorgfältig – und regelmäßig – durch. Wenn Sie Routine haben, dann bauen Sie die Therapie in den Alltag ein: Üben Sie vor dem Fernseher oder wenn Sie im Stau stehen …

Um die bestehenden Beschwerden am Kiefergelenk in den Griff zu bekommen und ein möglichst gutes Therapieergebnis zu erreichen, ist es wichtig, dass Sie sich aktiv an der Behandlung beteiligen. Dieses „Mitmachen" in der Therapie kann auf verschiedenen Ebenen stattfinden:
1. Übungen selbstständig und regelmäßig zu Hause durchführen.
2. Selbst Behandlungstechniken an der Kaumuskulatur oder dem Kiefergelenk anwenden.
3. Anweisungen der Behandler im Alltag umsetzen und Hinweise/Ratschläge befolgen.

Alles eigeninitiative Training verstärkt den Effekt der Therapie und Nutzen der Behandlung.

Unter der Bezeichnung „Eigen-Behandlung" werden hier verschiedene geeignete Maßnahmen zusammengefasst, um die vorhandenen Beschwerden zu verändern. Im Weiteren werden die Möglichkeiten zur Eigenbehandlung besprochen, die sich in der Therapie von Kieferbeschwerden bewährt haben. Im Einzelfall sind diese Maßnahmen jedoch mit dem behandelnden Therapeuten oder Arzt abzusprechen.

wichtig

Die Übungen sollten stets ohne Schmerzen durchgeführt werden können. Auch anschließend darf sich kein Schmerz einstellen.

Wenn die Muskeln schmerzen

Die Muskulatur hat generell drei primäre Aufgaben und Funktionen, die gestört werden können. In jeder Bewegung unseres Körpers sind diese drei Anteile der Muskelfunktion enthalten und können demzufolge auch durch Störungen negativ verändert werden. Diese Funktionen der Muskulatur sind:
1. Anspannen (Kraft für eine Bewegung aufbauen): z. B. beim Kauen, oder beim Abbeißen). Treten beim Kauen oder beim Abbeißen von z. B. einem Stück Brot Beschwerden auf, so kann dies auf eine Muskelstörung hinweisen. Ursache kann sein, dass der Muskel etwa durch eine Verletzung (Faserriss) die benötigte Kraft nicht aufbringen kann. Also reagiert er mit Schmerz. In dem Fall sollte die Kraft verbessert werden, z.B. durch Übungen wie das seitliche Verschieben des Unterkiefers nach rechts oder links. Die Übung sollte etwa 4 × 15 Wiederholungen haben.

2. Spannung halten – bis die zu verrichtende Aufgabe (z. B. eine Bewegung) erfüllt ist (Kraft beibehalten, Ausdauerleistung): Bei länger andauernden Belastungen ermüdet die Muskulatur schneller und kann so Beschwerden verursachen – die Kraftreserven gehen zügiger aus. Deshalb sollte in dem Fall die Ausdauer gestärkt werden – durch alle Übungen, die den Kiefer bewegen. Die Übungen sollten etwa 6 × 50-mal wiederholt werden.
3. Kontrolliert entspannen (Kraft langsam abbauen – nachlassen, bis die Bewegung zu Ende ist): In jeder Phase dieser Muskelfunktionen können Störungen auftreten. Bei Verletzungen oder Überbeanspruchungen der Kaumuskeln entstehen Verhärtungen und Verklebungen im Muskelgewebe, die häufig Bewegungen (z. B. die Mundöffnung für ein herzhaftes Gähnen) beeinträchtigen. Häufig ist das Problem, dass diese Bewegungen dadurch nicht mehr koordiniert – und damit vorsichtig genug – vollzogen werden können. So entstehen weitere Verletzungen. Bei einer Übungsbehandlung gelten deshalb folgende Vorgaben: Wiederholen Sie etwa drei- bis achtmal die Bewegung.

Bei der Beobachtung der Unterkieferbewegung (Mundschluss) eines Betroffenen fällt z. B. auf, dass das letzte Drittel der Bewegung immer sehr schnell abläuft. Auf Aufforderung, die Bewegung langsam zu machen, klappt der Unterkiefer im letzten Drittel schnell zu: der Patient kann diesen Bewegungsabschnitt offenbar nicht kontrollieren. Nach einer intensiven Übungsbehandlung mit Schwerpunkt Bewegungskontrolle vor dem Spiegel ist die Bewegung (Mundschluss) wieder kontrollierbar.

Die Übungen Mundbremse (S. 65) bis Geldtransporter (S. 71) sind für alle geeignet, die Muskelprobleme in Form von Bewegungsstörungen oder auch Schmerzen im Kiefer-, Gesichtsbereich haben.

Ein weiterer wichtiger Hinweis auf eine gestörte Muskelfunktion im Kiefersystem (bei vorhandener Kieferstörung) ist eine auf direkten Druck (z. B. mit einem Finger in den Muskelbauch „hineinbohren") schmerzempfindliche Kaumuskulatur.

Übungen, die die Muskelfunktionen verbessern sollen, können gerne gegen Widerstand erfolgen, um die Funktion der „Anspannung" zu erreichen und den Aufbau der Muskeln zu fördern.

Unterstützen Sie Ihre Genesung

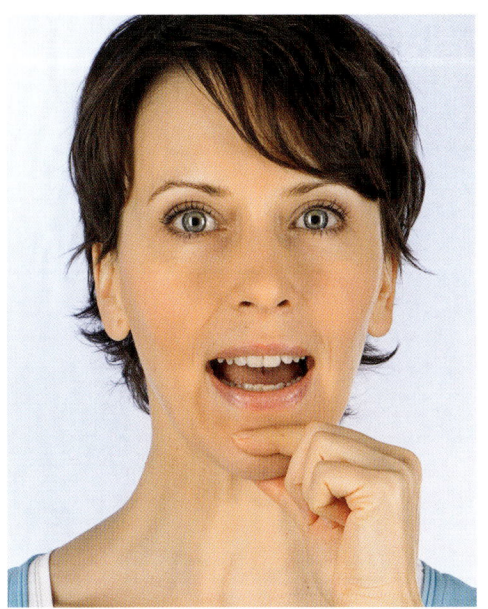
▲ Öffnen und schließen Sie Ihren Mund gegen Widerstand.

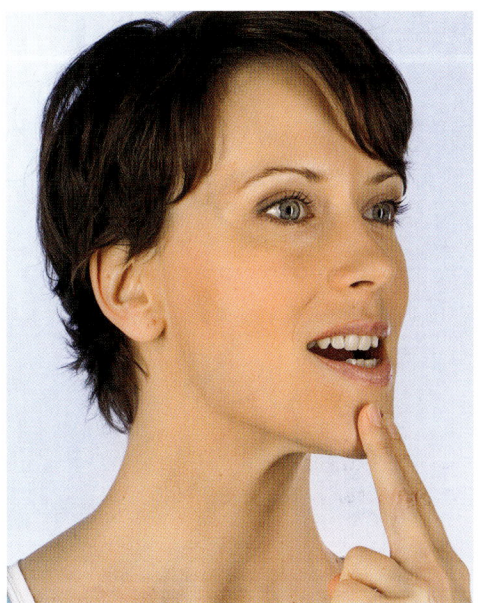
▲ Schieben Sie den Kiefer gegen Widerstand vor.

1 Mundbremse

Die einfachste Beanspruchung der Kaumuskulatur besteht darin, alle möglichen Bewegungsrichtungen gegen einen Widerstand, der z. B. mit der eigenen Hand oder den Fingern gegeben werden kann, auszuführen.

Greifen Sie mit Daumen und Zeigefinger an das Kinn und geben Sie so einen Widerstand gegen die Mundöffnung und gegen den Mundschluss. Auch eine seitliche Verschiebung können Sie mit diesem Griff erschweren.

Die Übung eignet sich für jeden, der eine Bewegungsstörung bei Mundöffnung oder Mundschluss im Selbsttest gefunden hat. Sie verbessert die Muskelkontrolle für die Mundöffnung und den Mundschluss.

2 Kieferschieber

Platzieren Sie einen oder zwei Finger vorne am Kinn. Dann können Sie den Unterkiefer gegen diesen Widerstand vorschieben. Haken Sie dafür einen Finger hinter die untere Zahnreihe, so können Sie den Unterkiefer gegen den Widerstand des Fingers nach hinten ziehen.

Die Übung eignet sich für jeden, der eine Bewegungsstörung bei Unterkiefer Vorschub im Selbsttest gefunden hat. Sie verbessert die Beweglichkeit und Muskelkontrolle bei Unterkieferbewegungen.

Selbsttest und Übungen

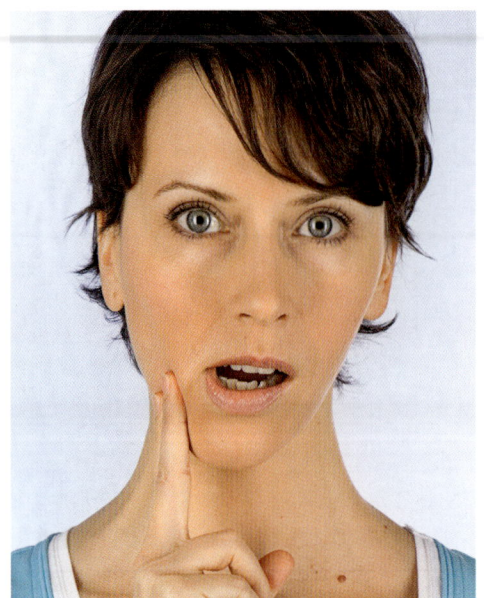

▲ Verschieben Sie den Kiefer seitlich gegen Widerstand.

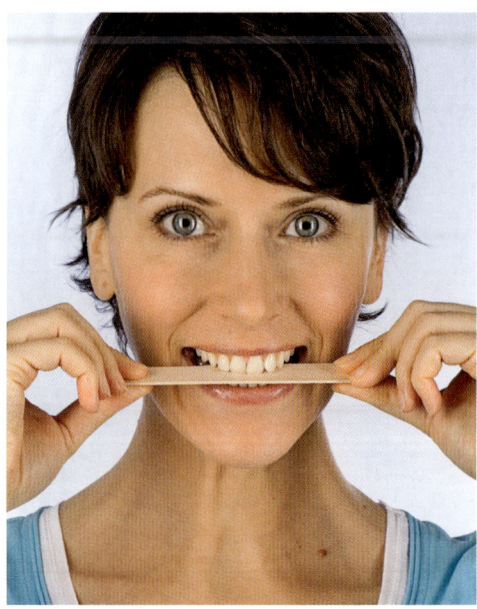

▲ Geben Sie mit einem Spatel Widerstand nach vorne oder hinten.

3 Kieferdrücker

Legen Sie zwei Finger an die Seite des Kiefers, gegen den Sie schieben möchten, denn auch ein seitlich angelegter Widerstand erschwert die Bewegung des Unterkiefers zur Seite hin. Sie können diese Bewegung nach rechts oder auch nach links, gegen den Widerstand der Finger, vornehmen.

Die Übung eignet sich für jeden, der eine Bewegungsauffälligkeit bei seitlichen Verschiebebewegungen im Selbsttest gefunden hat. Die Übung sorgt für mehr Beweglichkeit des Unterkiefers auf die Seite und bringt mehr muskuläre Kontrolle für Unterkieferbewegungen.

Den Widerstand bei den Übungen können Sie auch mit einem Holzmundspatel erreichen. Oder auch einem Eisstiel – dann kommt die Belohnung schon im Voraus.

4 Holzbeißer

Der Holzmundspatel wird fest zwischen den Zähnen gehalten. Mit den Händen oder den Fingern wird der Widerstand in die entsprechenden Richtungen gegeben.

Greifen Sie mit beiden Händen an den Spatel. Über den Griff mit Daumen und Zeigefinger am Spatel kann ein Zug nach vorne aufgebaut werden – oder auch ein Druck nach hinten. Die Kaumuskulatur muss dem jeweiligen Druck oder Zug standhalten und der Unterkiefer darf sich nicht bewegen lassen.

Die Übung eignet sich für alle, die schmerzhafte Bewegungsstörungen haben, oder unter Kopf- bzw. Gesichtsschmerzen leiden. Zudem ist sie geeignet für alle, die über Ohrprobleme klagen. Die Übung verbessert die Muskelkontrolle der Unterkieferbewegungen, steigert die Durchblutung und Entspannung der Kaumuskulatur.

Unterstützen Sie Ihre Genesung

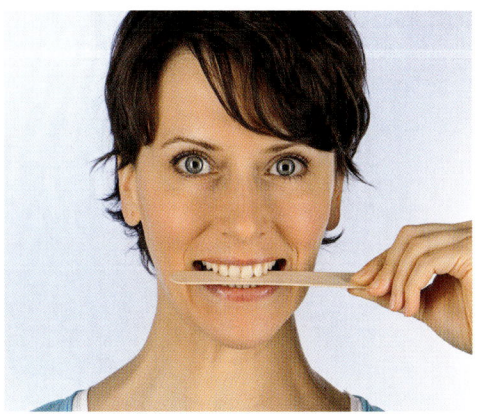

▲ So geben Sie seitlichen Widerstand nach links.

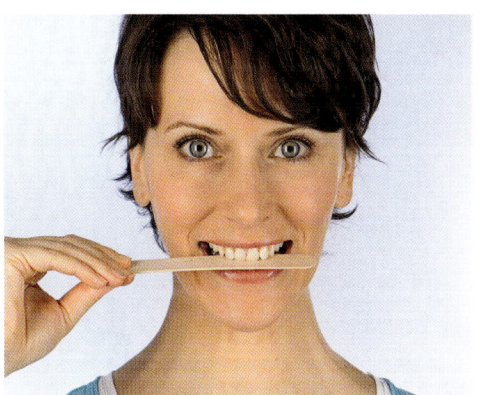

▲ So geben Sie seitlichen Widerstand nach rechts.

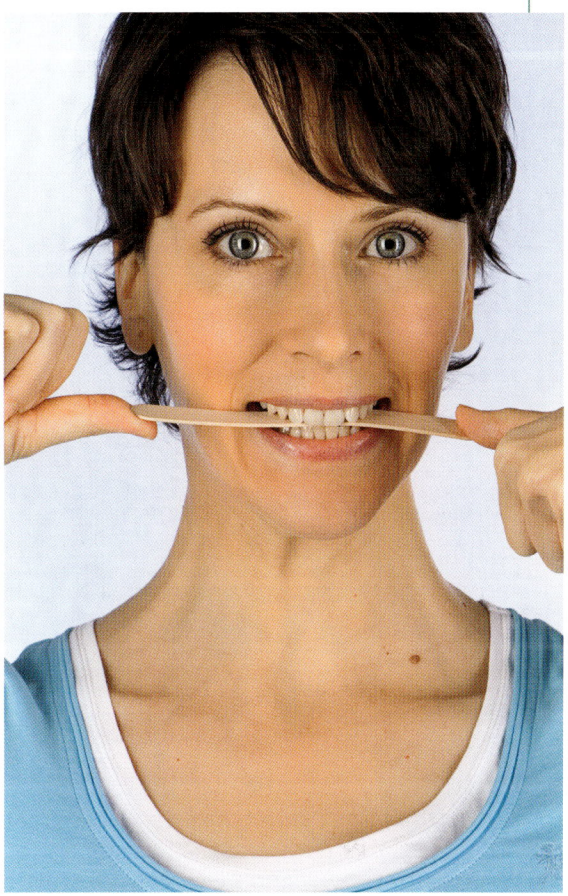

▲ Geben Sie Widerstand beim Kippen.

5 & 6 Holzschieber

Halten Sie den Spatel mit einer Hand (zwischen Zeigefinger und Daumen), so kann ein Zug nach links oder auch ein Druck nach rechts aufgebaut werden, dem die Kiefermuskulatur standhalten muss, ohne den Unterkiefer von der Stelle zu bewegen.

Die Übung eignet sich für die, die Bewegungsstörungen in seitlicher Richtung, bei Muskelverhärtungen und Schmerzen haben. Sie entspannt die Muskulatur und verbessert die Koordination.

7 Kieferwippe

Drücken Sie mit dem einen Daumen den Spatel nach oben, der andere Daumen drückt nach unten. Die Kiefermuskulatur muss diesem Widerstand entgegenwirken und darf keine Bewegung zulassen.

Die Übung eignet sich für die, die Gesichtsschmerzen haben oder unter Bewegungsstörungen des Unterkiefers wie Mundöffnungsstörungen leiden. Sie aktiviert die Kaumuskeln, verbessert die die Koordination der Muskeln und steigert die Durchblutung.

Selbsttest und Übungen

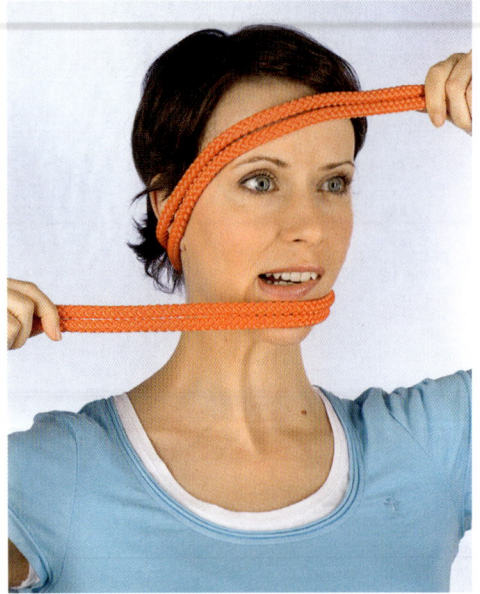

▲ Verstärken Sie den Widerstand gegen seitliche Bewegungen.

8 Seiltrick

Wickeln Sie sich ein Seil oder auch einen Bademantelgürtel um den Kopf. Geben Sie am unteren Ende (am Unterkiefer) nun Widerstand gegen eine seitliche Verschiebebewegung. Die Übung eignet sich für die, deren Kaumuskulatur gestört ist und deren Beschwerden in die Halswirbelsäule ausstrahlen. Ebenso lindert sie muskuläre Verspannungen, Gelenkgeräusche und Bewegungsstörungen der Kiefergelenke. Die Übung hilft dabei, die Muskulatur in den Bewegungsablauf der Halswirbelsäule zu integrieren, sie stabilisiert die Unterkieferbewegungen, steigert die Durchblutung und verbessert die Koordination der Unterkieferbewegungen.

Allerdings führen häufig nicht nur Kräftigungsübungen zum Erfolg, sondern es sind durchaus auch entspannende Maßnahmen erforderlich. Sie helfen, die Spannungen in der Muskulatur zu harmonisieren und die Muskulatur damit auf weitere Belastungen und Beanspruchungen im Alltag vorzubereiten. Die folgenden Massagetechniken können dabei helfen, die Kaumuskulatur zu entspannen.

Wirkungen der Massage

Ziel jeder Massage ist es, den Muskel zu entspannen. Dies geschieht durch die mechanische Einwirkung der Hände am Muskel und deren Folgen:
- Der Druck der Hände verformt den Muskel.
- Die Reibung erwärmt die Haut. Das führt zu
  - einer Mehrdurchblutung des Muskels,
  - verbesserten Versorgung des Muskelgewebes mit Nährstoffen,
  - einem beschleunigten Abtransport von Abfallprodukten aus dem Muskelgewebe.

> **WISSEN**
>
> **Formen der Muskelarbeit**
> - Einen Widerstand überwindend (konzentrisch): Der Muskel wird während dieser Beanspruchung kürzer – er zieht sich zusammen.
> - Einem Widerstand nachgebend (exzentrisch): Der Muskel wird während dieser Beanspruchung länger – er verlängert sich.
>
> Für unseren Fall heißt das
> - die Kaumuskulatur kann den Unterkiefer gegen den Widerstand des Seils in eine seitliche Richtung bewegen (konzentrische Aktivität),
> - die Kaumuskulatur kann den Unterkiefer langsam vom Seil in eine seitliche Richtung wegdrücken (exzentrische Aktivität).
>
> Beide Arten der Muskelarbeit (konzentrisch und exzentrisch) werden ständig im Alltag benötigt.

Unterstützen Sie Ihre Genesung

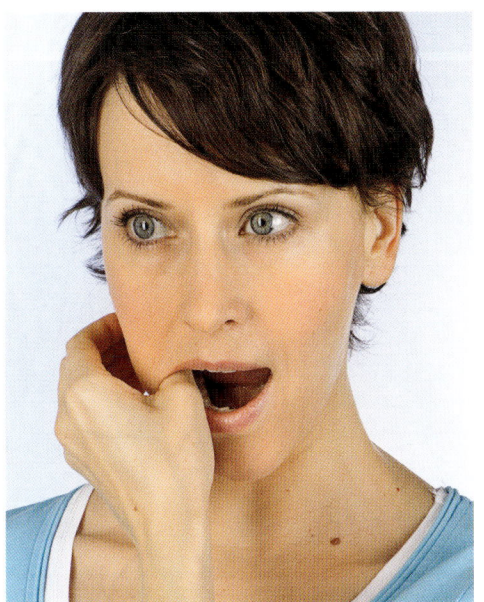

▲ So massieren Sie den Masseter – einen Muskel im Mund.

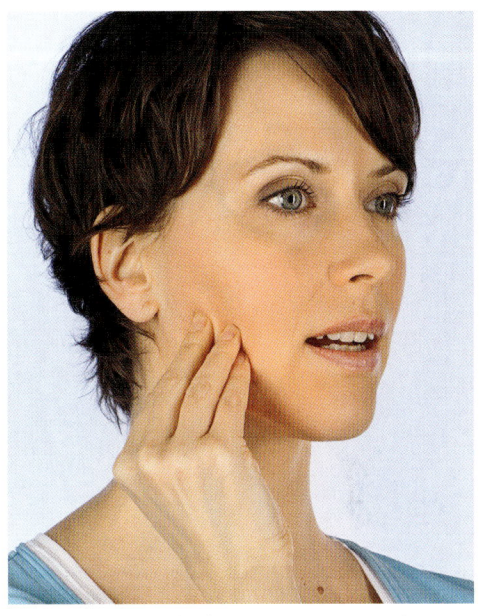

▲ So massieren Sie den Masseter von außen.

9 Äußerer Mundwinkelheber

Diese Übungen sind einfache und effektive Massagetechniken. Sie sollen sanft geübt und sorgfältig perfektioniert werden, um eine bestmögliche Wirkung zu erzielen. Sie bestehen zum einen aus Kreisungen. Dabei werden mit den Fingern kleine kreisende Bewegungen auf dem Muskelbauch durchgeführt. Bei Ausstreichungen hingegen streichen Sie den Muskelbauch im Längsverlauf aus. Bei sogenannten Klopfungen beklopfen Sie mit den Fingern oder der flachen Hand (auch mit der Faust oder den Fingerknöcheln) ganz sanft den Muskel.

Bringen Sie den Daumen in den Mund in die Wangentasche. Greifen Sie mit Daumen und Zeigefinger Muskelbauch. Massieren Sie nun in kreisenden Bewegungen den Muskel und streichen Sie ihn in der Länge nach aus.

10 Innerer Mundwinkelheber

Auch von außen können Sie den Muskel mit einer kreisenden Bewegung massieren und ausstreichen. Zudem können Sie den Muskel sanft beklopfen.

> **TIPP**
>
> **Effekte verbessern**
>
> Verändern Sie die Geschwindigkeit der Massage (schnell – langsam), um eine bessere Wirkung zu erzielen. Auch Wärme oder Kälte vor der Massage können die Entspannung noch vertiefen.

Selbsttest und Übungen

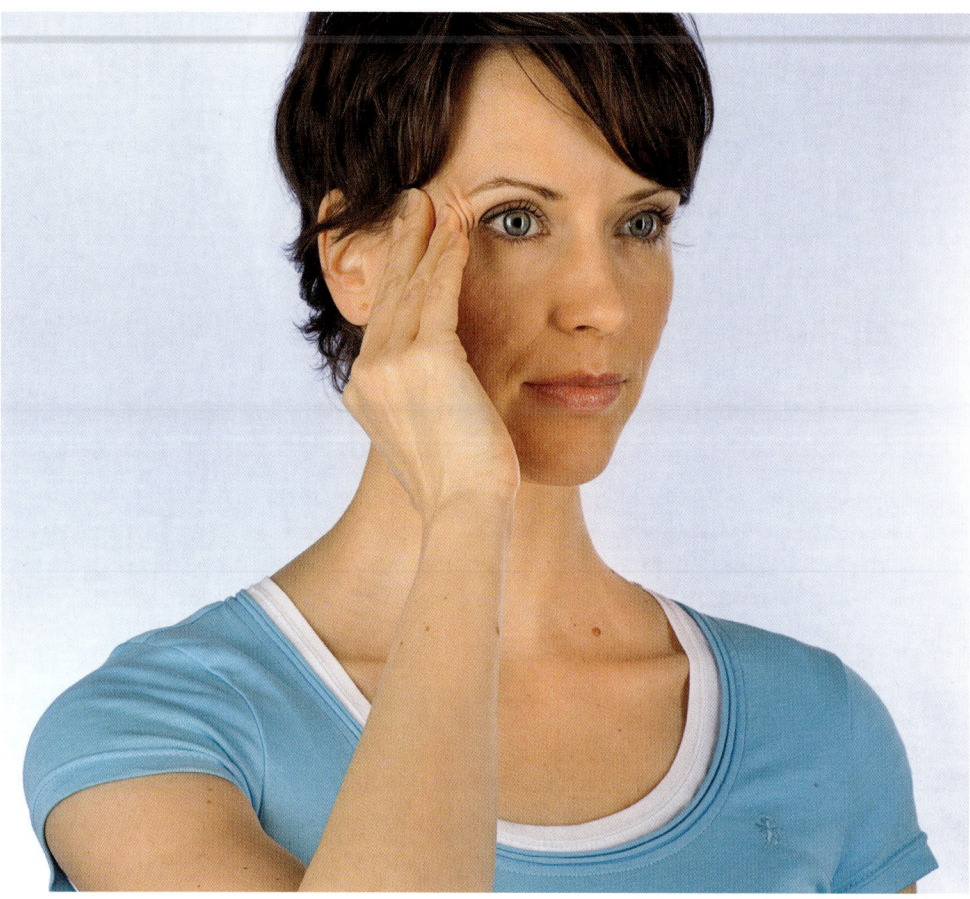

▲ So massieren Sie den Temporalis-Muskel.

11 Stirnentspanner

Diese kreisenden, klopfenden und ausstreichenden Bewegungen können Sie auch am Temporalis, der an der Stirnseite liegt, anwenden.

Generell können diese Massagetechniken bei allen Störungen der Kieferfunktionen angewandt werden, sofern sie die Beschwerden nicht verschlechtern. Besonders effektiv sind diese Techniken bei Kopfschmerz, Gesichtsschmerz, Stresszuständen oder bei lokalen Kieferschmerzen.

Die Massagetechniken bewirken eine Mehrdurchblutung und damit eine Muskelentspannung. Zudem werden Abfallstoffe des Stoffwechsels aus dem Gewebe abtransportiert und neue Nährstoffe eingelagert. Dies fördert und beschleunigt die Regenerationsprozesse. Auch kann eine Schmerzlinderung erreicht werden.

Oft ziehen die muskulären Beschwerden jedoch auch größere Kreise in die umliegende Muskulatur des Gesichtsbereiches und betreffen nicht ausschließlich die Kaumuskeln.

Unterstützen Sie Ihre Genesung

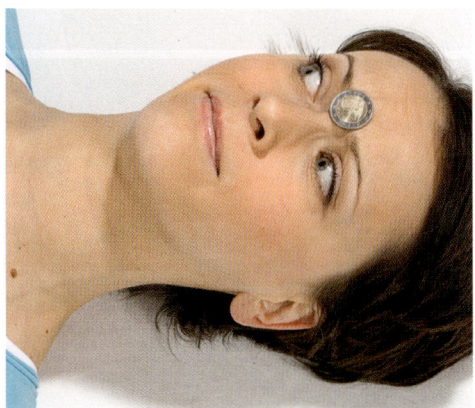
▲ Start der Übung: Die Münze liegt auf der Stirn.

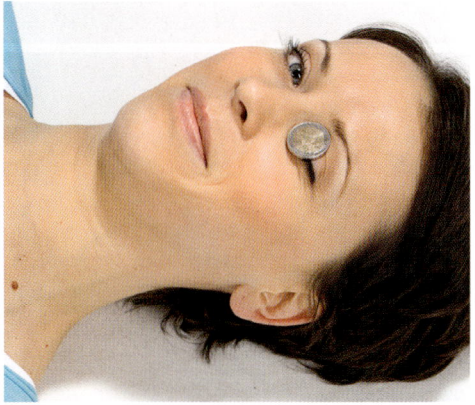
▲ Nun transportieren Sie die Münze über das Auge.

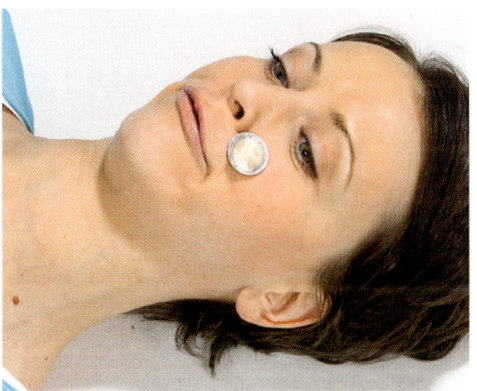
▲ So bewegen Sie die Münze über die Wange …

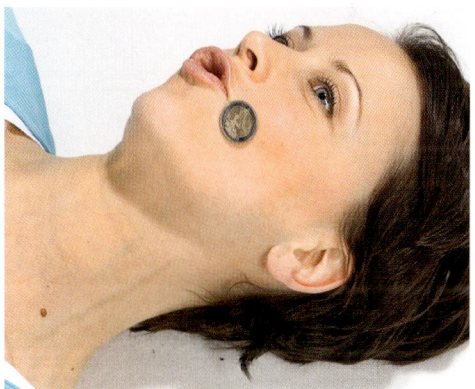
▲ … bis auf das Kinn.

12 Geldtransporter

Eine elegante Möglichkeit, auch diese Muskeln in die Aktivität zu bringen, besteht in folgender Übung.

Der Transport einer Münze (hier: eine 2-€-Münze) aktiviert alle Gesichtsmuskeln und ermöglicht somit eine gezielte Förderung der muskulären Funktionen. Sie können die Münze von oben nach unten über das Gesicht bewegen oder auch von unten nach oben oder von rechts nach links. In jedem Fall ist dies eine lustige Möglichkeit, um die mimischen Muskeln des Gesichts zu trainieren. Vielleicht hat die Übung sogar das Zeug zum Partyknüller. Durch die Übung aktivieren Sie alle Muskeln des Gesichts. Durch einfaches Auflegen der Münze auf den jeweiligen Muskel und das Bewegen der Münze wird der Muskel unweigerlich aktiv.

Die Übung eignet sich für jeden, der unter Gesichtsschmerzen leidet. Sie hilft auch bei Kieferschmerzen, Kopfschmerzen oder Bewegungsstörungen. Sie aktiviert alle Gesichtsmuskeln, steigert die Durchblutung, entspannt und reduziert Schmerzen.

SELBSTTEST UND ÜBUNGEN

Wenn die Kieferregion schmerzt

Eines gleich vorab: Über längere Zeit anhaltende Schmerzen gehören in jedem Fall ärztlich abgeklärt. Die hier vorgeschlagenen Übungen ersetzen in keinem Fall eine ärztliche Untersuchung und Therapie.

Das Kiefergelenk zeigt seine Störungen häufig in örtlich begrenzten Schmerzen, die meist direkt vor dem Ohr gelegen sind. Bei Gelenkstörungen kann eine wichtige Strategie darin bestehen, die Gelenkflächen zu entlasten. Dies kann durch ruhige und vorsichtige Bewegungen des Kiefergelenks, ohne Aufbiss (also ohne Kontakt der oberen Zahnreihe mit der unteren Zahnreihe) erreicht werden, wie in Holzschieber (S. 67) dargestellt.

13 Mund-auf-Kontrolleur

Die primäre Strategie bei Schmerzen in der Kieferregion besteht darin, eine Bewegung oder Unterkieferposition zu finden, die schmerzfrei ist. Eine schmerzfreie Position sollte dann so oft wie möglich eingenommen und eine schmerzfreie Bewegung so häufig wie möglich durchgeführt werden.

Bewegen Sie langsam und kontrolliert den Mund, machen Sie ihn auf und zu. Ober- und Unterkiefer sollten dabei möglichst in einer geraden Linie zueinander bleiben.

▼ So lernen Sie, die Mundöffnung zu kontrollieren.

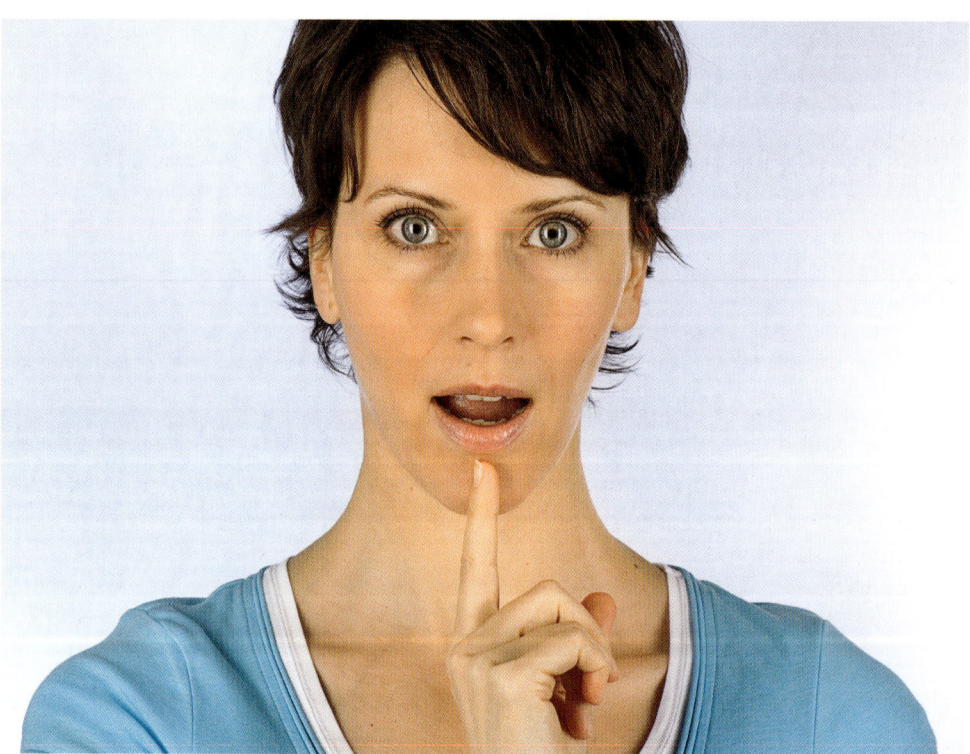

Unterstützen Sie Ihre Genesung

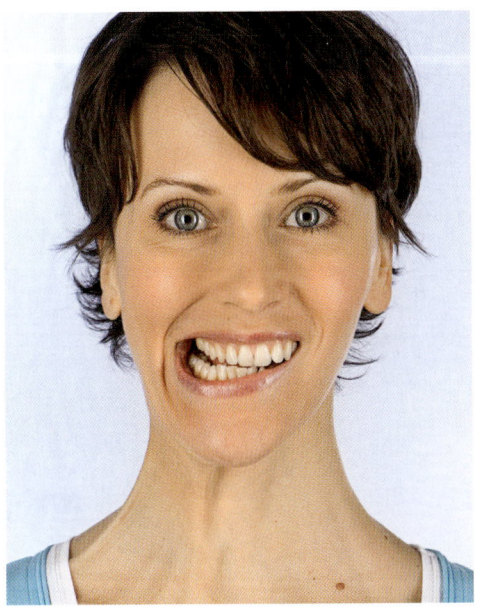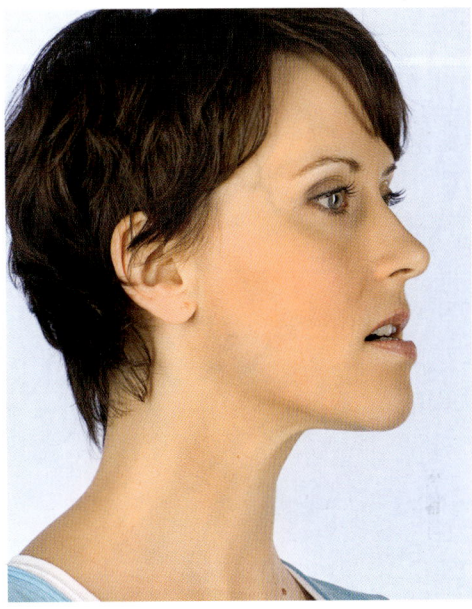

▲ So verschieben Sie bei geöffnetem Mund den Kiefer zur Seite.

▲ So verschieben Sie bei geöffnetem Mund den Kiefer nach vorn.

14 Rechter Kinnwackler

Halten Sie den Mund leicht geöffnet, sodass sich die Zahnreihen von Ober- und Unterkiefer nicht berühren. Dadurch wird während der Übung ein Abrieb an den Zähnen verhindert. Bewegen Sie den Unterkiefer nun seitlich nach rechts.

15 Vorderer Kinnwackler oder Schmollmund

Öffnen Sie den Mund leicht in der Startposition. Dann bewegen Sie den Unterkiefer kontrolliert und vor allem langsam nach vorne, bis die unteren Schneidezähne vor den oberen Schneidezähnen stehen.

> **TIPP**
>
> ### Selbstkontrolle
> Schauen Sie in den Spiegel. Die Bewegungen zu einer Seite stellen hohe Anforderungen an Ihre koordinativen Fähigkeiten. Zu Beginn kann es deshalb helfen, dabei in den Spiegel zu schauen und sich selbst zu kontrollieren. Auch der Kontakt mit den Händen am Unterkiefer unterstützt Sie und erleichtert die Übungen.

Selbsttest und Übungen

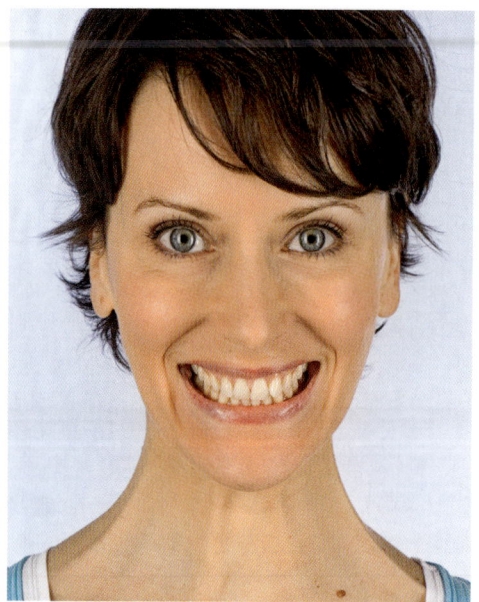

▲ So lernen Sie, kontrolliert den Mund zu schließen.

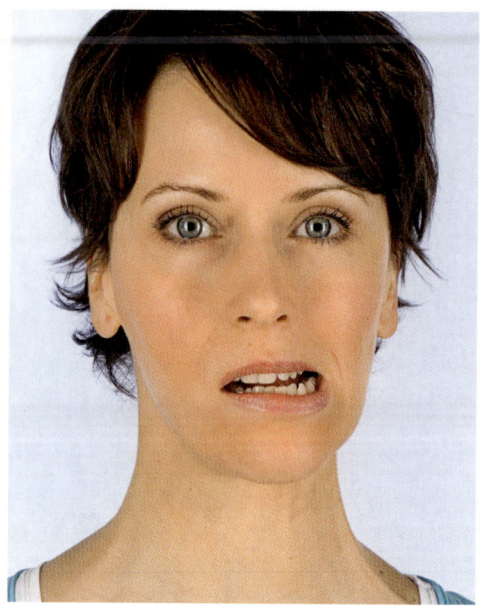

▲ So verschieben Sie bei geöffnetem Mund den Kiefer nach links.

16 Mund-zu-Kontrolleur

Schließen Sie langsam den Mund. Beachten Sie dabei, dass Sie nicht zu fest zubeißen und die Bewegung langsam und kontrolliert vollziehen. Versuchen Sie, möglichst viele Zahnkontakte zum gleichen Zeitpunkt zu bekommen.

17 Linker Kinnwackler

Halten Sie den Mund leicht geöffnet, sodass sich die Zahnreihen von Ober- und Unterkiefer nicht berühren. Dadurch wird während der Übung ein Abrieb an den Zähnen verhindert. Bewegen Sie den Unterkiefer nun seitlich nach links.

Unterstützen Sie Ihre Genesung

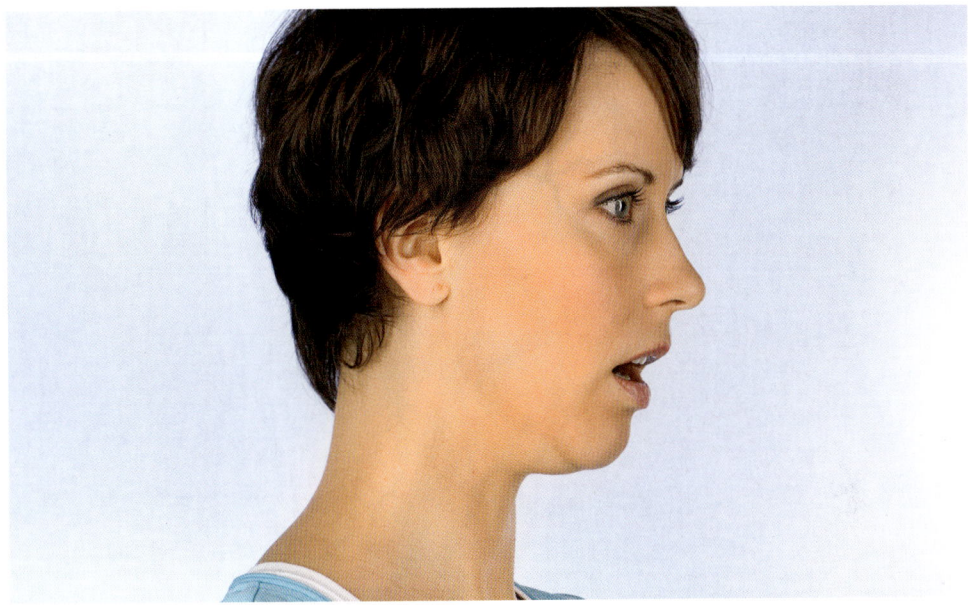

▲ So ziehen Sie den Unterkiefer kontrolliert zurück.

18 Hinterer Kinnwackler oder Skeptischer Gucker

Halten Sie den Mund leicht geöffnet und bewegen Sie den Unterkiefer nach hinten. Diese Bewegung ist von Haus aus nur in geringem Umfang möglich und sie ist sehr schwer zu kontrollieren. Führen Sie diese Übung zu Beginn am besten vor einem Spiegel durch. Eine optische Kontrolle erleichtert die Durchführung.

Die Übungen eignen sich für die, die Bewegungsstörungen in der Bewegungsprüfung (S. 53) gefunden haben, oder auch bei Schmerzen in der Bewegung. Sie verbessern die Beweglichkeit der Kiefergelenke und entspannen die Kaumuskulatur.

> **TIPP**
>
> **Variationen**
>
> Sie können jede Übung entweder groß oder klein durchführen (mit einer großen Bewegung oder einer kleinen Bewegung). Natürlich können Sie auch alle möglichen Zwischenstufen des Bewegungsausmaßes nutzen. Weiterhin können Sie jede Übung schnell oder langsam vornehmen.
> Diese Variationsmöglichkeiten helfen Ihnen dabei, das Training an Ihr individuelles Problem anzupassen und die Übungen schmerzfrei zu halten. So finden Sie Ihr optimales Training. Schmerzfreiheit ist deshalb so wichtig, weil Sie – sofern Sie über diese Grenze hinausgehen würden – die geschädigten Strukturen weiter reizen.

Selbsttest und Übungen

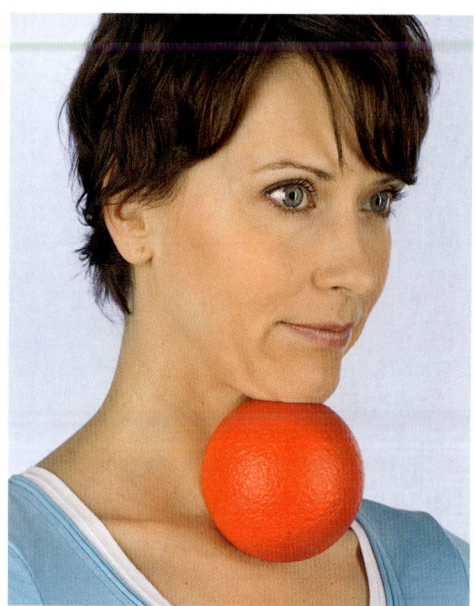

▲ Halten Sie einen Ball unter dem Kinn fest.

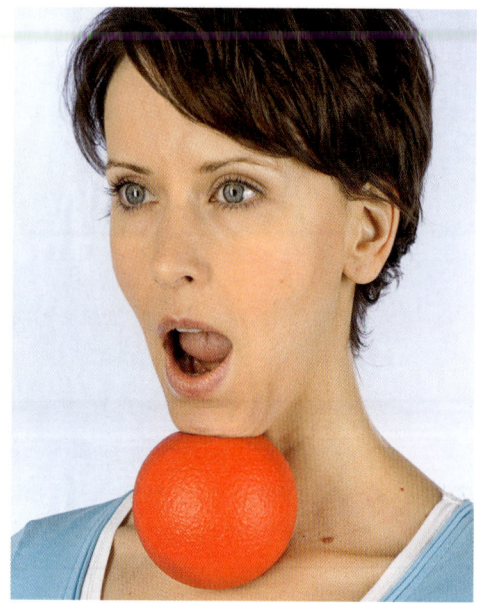

▲ Bewegen Sie mit dem Ball unter dem Kinn den Kiefer in alle Richtungen.

19 Ballhalter

Um die Mobilisation der Kiefergelenke zu steigern, können Sie einen Ball unter das Kinn klemmen und ihn mit dem Unterkiefer bewegen. Der Ball sollte so groß sein, dass Sie ihn bequem zwischen Kinn und Brustbein halten können. Allerdings sollte der Ball nicht kleiner als ein Tennisball sein. Es eignen sich entweder ein Tennisball, ein Soft-Tennisball oder auch ein etwas größerer Schaumstoffball.

Positionieren Sie einen Ball (Tennisball oder einen kleinen Schaumstoffball) zwischen Kinn und dem Brustbein. Halten Sie den Ball in dieser Position etwa für 10–20 Sekunden.

20 Ballverdreher

Öffnen und schließen Sie den Mund, während Sie den Ball unter dem Kinn halten. Der Ball darf nicht verloren gehen! Kontrollieren Sie dabei Ihre Kopfposition und achten Sie darauf, dass der Kopf nicht nach hinten ausweicht.

Unterstützen Sie Ihre Genesung

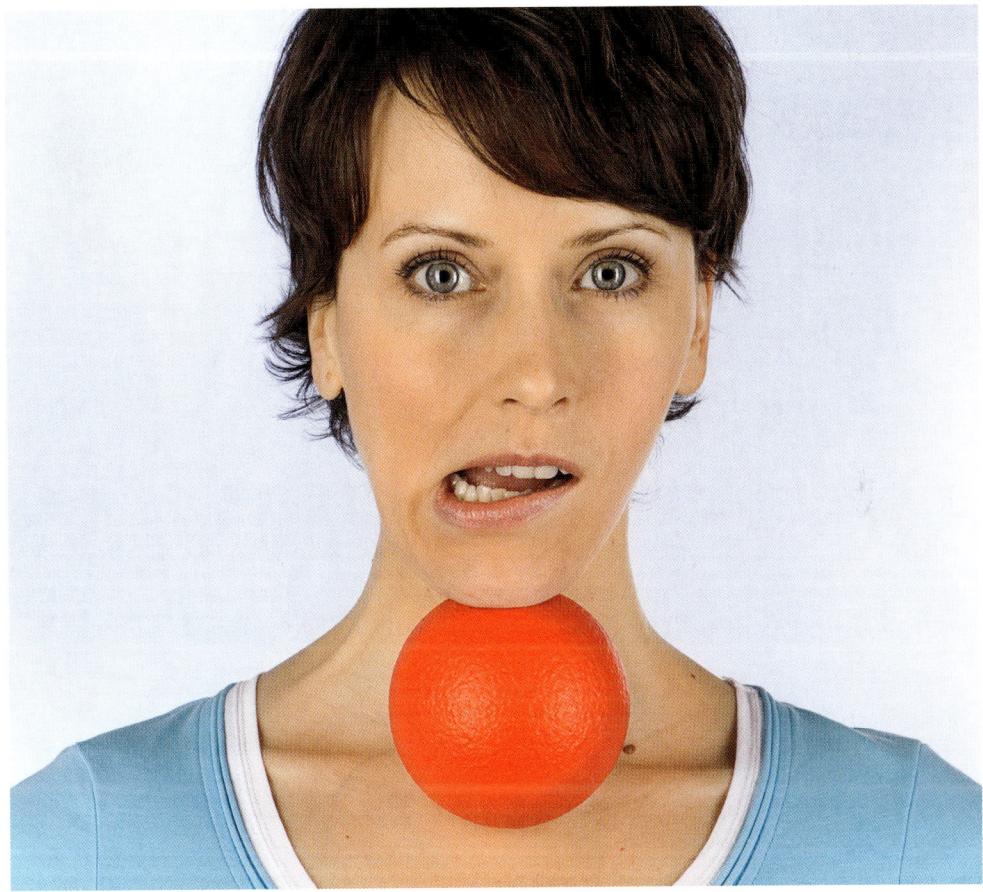

▲ Verschieben Sie mit dem Ball unter dem Kinn den Kiefer seitlich.

21 Ballverschieber

Verschieben Sie den Unterkiefer nach links oder rechts, ohne den Ball zu verlieren. Dies ist eine koordinativ sehr anspruchsvolle Übung. Achten Sie dabei auf eine horizontale Bewegungslinie der Zahnreihen.

Die Übungen eignen sich für alle, die Bewegungsstörungen bei sich gefunden haben oder auch bei Muskelschmerzen sowie bei Knackgeräuschen im Kiefergelenk. Das Training bindet die Kaumuskulatur verstärkt mit der vorderen Halsmuskulatur in die Bewegungssteuerung der Kiefergelenke ein und verbessert die Mechanik im Gelenk (durch die verstärkt geforderte Muskelkoordination). Diese intensive Bewegungsübung optimiert zudem die Koordination der Muskeln, die Gelenkflächen sind so belastbarer, auch die Gelenkknorpel gleiten besser. Die Gelenkkapsel wird zunehmend elastischer und bewegungsfähiger gemacht. Üben Sie vier Durchgänge mit jeweils 20–30 Wiederholungen.

SELBSTTEST UND ÜBUNGEN

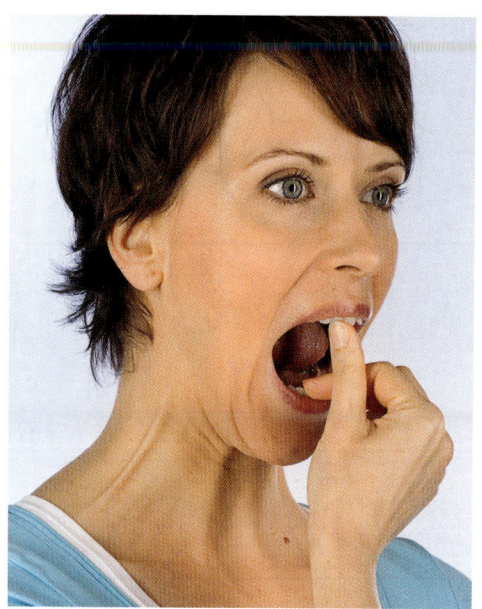

▲ Unterstützen Sie Ihre Mundöffnung mit einer Hand.

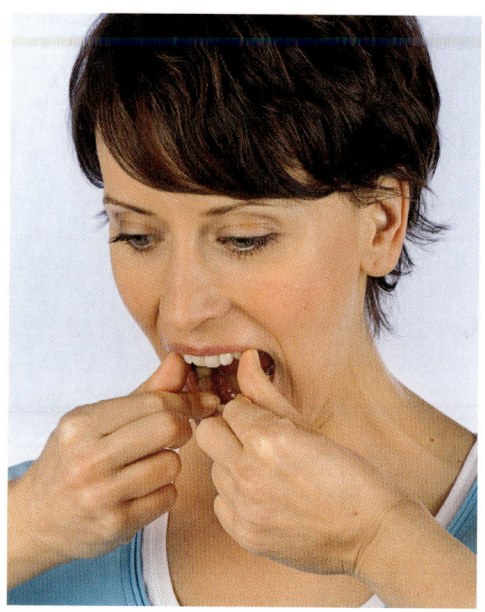

▲ Unterstützen Sie Ihre Mundöffnung mit beiden Händen.

22 Einhändiger Mundöffner

Wenn Sie akut Probleme damit haben, den Mund normal weit zu öffnen, dann ist intensiveres Training zur Mobilisation zu empfehlen. Um die Mundöffnung wieder auf ein normales Ausmaß zu bringen, wird gerne eine verstärkt durchgeführte Mundöffnung eingesetzt. Diese wird, wie in der Übung Kieferwippe (S. 67) dargestellt, mit Daumen und Zeigefinger auf den Zahnreihen durchgeführt. Beide Finger werden so auf die Zahnreihen gebracht, dass sie wie ein Wagenheber eingesetzt werden können, um die Mundöffnung zu vergrößern. Achten Sie bei der Übung darauf, dass sie wenig bis gar keine Schmerzen verursacht (während und danach sollten im Idealfall keine Schmerzen auftreten). Ein Spannungsgefühl hingegen ist durchaus erwünscht. Je nach Spannungstoleranz sollten Sie diese Übung mit vier Durchgängen zu 15–20 Wiederholungen durchführen. Damit vergrößern Sie Ihre Mundöffnung.

23 Beidhändiger Mundöffner

Wenn die Störung der Mundöffnung bei Ihnen sehr hartnäckig ist, können Sie diese Übung auch beidhändig ausführen. So bringen Sie höhere Kräfte auf die Kiefergelenke und die zugehörige Muskulatur. Um die eingeschränkte Mundöffnung zu verbessern, bietet sich der sogenannte „Geldzählergriff" an. Dabei wird der Daumen über den Zeigefinger geschoben: Legen Sie den Daumen an die obere Zahnreihe und den Zeigefinger an die untere Zahnreihe. Verschieben Sie dann den Daumen gegen den Zeigefinger und drücken Sie den Mund auf.

Die Übung ist geeignet für die, die ihren Mund nicht mehr ganz öffnen können. Sie verbessert die Mundöffnung und entspannt die Kaumuskulatur.

UNTERSTÜTZEN SIE IHRE GENESUNG

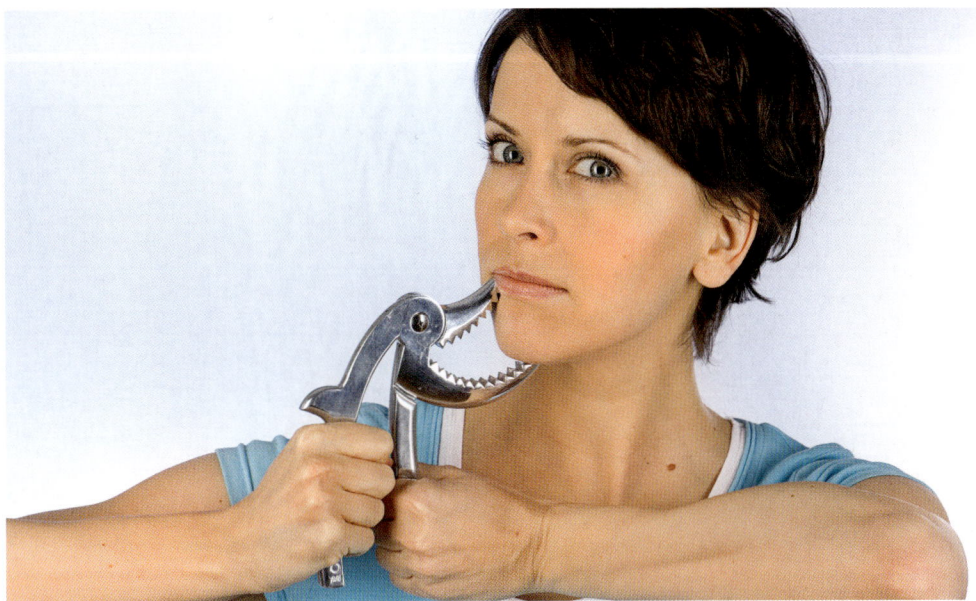

Wenn das Kiefergelenk knackt oder reibt

Bei Gelenkgeräuschen in der Kieferregion unterscheiden wir zwischen einem Knacken und einem Reiben. Beide Geräuscharten weisen auf eine mechanische Störung hin. Denn ohne entsprechende mechanische Veränderungen oder Belastungen geben die Gelenke unseres Körpers keine Geräusche von sich.

Ein Reibegeräusch weist meist auf einen Zustand des Gelenkknorpels hin, den Sie mit Bewegungsübungen oft positiv beeinflussen oder meist sogar komplett beseitigen können. Hierzu eignen sich die Übungen Mund-auf-Kontrolleur (S. 72) bis Ballverschieber (S. 77).

Dabei geht es in erster Linie darum, die Kiefergelenke sanft in verschiedene Richtungen zu bewegen, um die Knorpelflächen besser mit Nährstoffen zu versorgen. Denn Bewegung intensiviert die Versorgung des Gelenks. Tritt jedoch bei den Kieferbewegungen ein Knackgeräusch auf, weist dies eher auf ein größeres mechanisches Problem hin. Als mögliche Ursache stehen knöcherne Veränderungen auf der Gelenkfläche, großflächige Knorpelveränderungen oder ein verlagerter Diskus (bewegliche Knorpelscheibe im Kiefergelenk) zur Auswahl. Lassen Sie ein Gelenkknacken in jedem Fall von einem Arzt oder Physiotherapeut untersuchen und beurteilen. Meist lassen sich Mechanismen (vorzugsweise Bewegungsrichtungen des Unterkiefers) finden, die das Knacken verändern – es damit deutlich stärker oder schwächer auftreten lassen. Diese Mechanismen macht man sich dann auch in der Therapie zunutze, um das Knacken zuerst zu reduzieren und dann komplett zu beseitigen. Oft ist dies jedoch ein längeres Vorhaben, da Knackgeräusche die lästige Angewohnheit haben, hartnäckig zu sein. Die folgenden Übungen haben sich wiederum in der Praxis bewährt und sollten möglichst ohne Gelenkknacken durchgeführt werden.

Selbsttest und Übungen

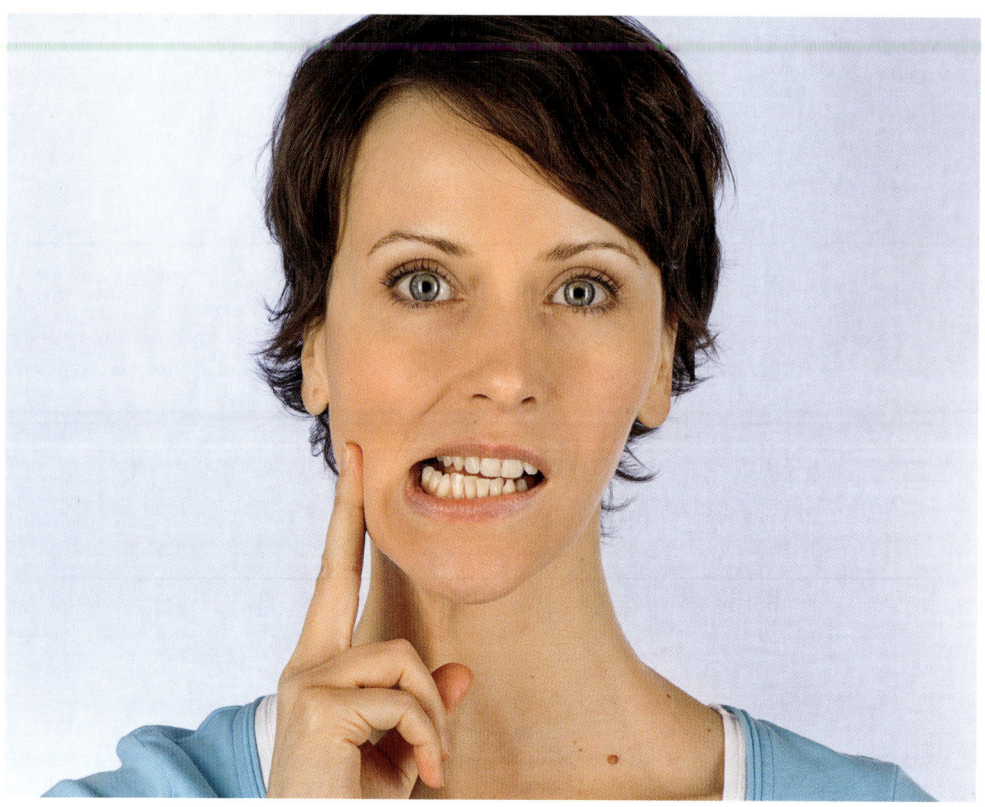

▲ Arbeiten Sie gegen leichten Druck bei Bewegung zur Seite.

24 Anti-Knack zur Seite

Die meisten Knackphänomene treten bei der Mundöffnung oder beim Mundschluss auf. Um das Knacken zu reduzieren, wird versucht, die Bewegungsachse nach rechts, links, vorne oder nach hinten zu verlagern. Diese Verlagerung wird durch einen Druck mit Hand oder Fingern auf den Unterkiefer bewirkt. Um die richtige Übung zu finden, wird die Bewegungsrichtung gesucht, die das Knacken entweder reduziert oder komplett beseitigen kann. Versuchen Sie, während der Mundöffnung den Unterkiefer mit den Händen (Fingern) nach rechts, links, vorne oder nach hinten zu drücken. Die Richtung, bei der das Knacken weniger wird, nutzen Sie dann in den Übungen.

Legen Sie zwei Finger an die rechte Seite des Unterkiefers und bauen Sie einen sanften Druck nach links auf. Versuchen Sie, diesem Druck stand zu halten und den Unterkiefer in der Mitte zu stabilisieren. Dann wird der Mund geöffnet: möglichst mit einer geraden Bewegungslinie.

wichtig

Die Verlagerung des Unterkiefers sollte während der Durchführung der Übung beibehalten werden – und es sollte ebenfalls kein Knacken auftreten.

Unterstützen Sie Ihre Genesung

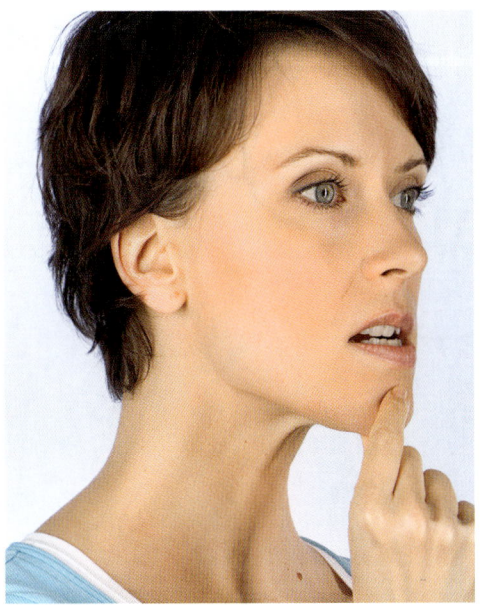

▲ Arbeiten Sie gegen leichten Druck bei Bewegung nach vorne und hinten.

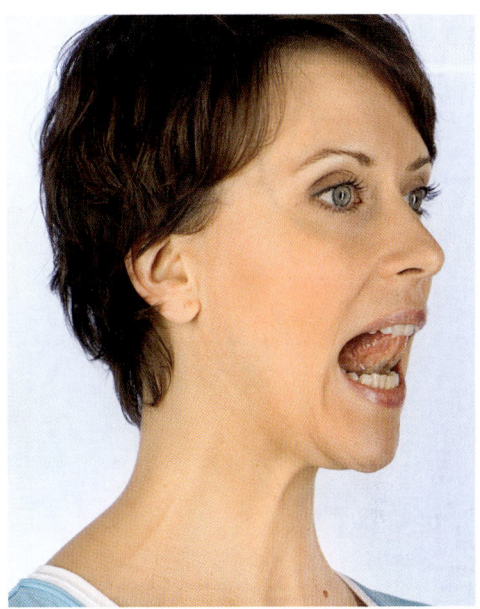

▲ Halten Sie Kontakt mit der Zunge an den oberen Schneidezähnen.

25 Anti-Knack nach vorn und hinten

Legen Sie zwei Finger an das Kinn und bauen Sie einen sanften Druck nach links auf. Versuchen Sie, diesem Druck standzuhalten und den Unterkiefer in der Mitte zu stabilisieren. Dann wird der Mund geöffnet: möglichst mit einer geraden Bewegungslinie. Sie macht die Gelenke beweglicher, harmonisiert die Muskelspannung und optimiert die Mechanik des Gelenks. Führen Sie vier Durchgänge zu 30 Wiederholungen einmal pro Tag durch.

26 Zunge-Zahn-Zuoberst

Legen Sie die Zunge von innen an die oberen Schneidezähne. Während der Mundöffnung bleibt sie dort liegen. Dadurch geht der Mund nicht mehr so weit auf, jedoch reduziert sich meist ein bestehendes Knacken.

Die Übung verbessert die Koordination der Kaumuskulatur und optimiert die Beweglichkeit. Zu empfehlen sind vier Durchgänge von jeweils 20–30 Wiederholungen.

TIPP

Muskelkontrolle verbessern

Auch eine hohe Muskelkontrolle, etwa bei der Mundöffnung, kann Geräusche im Gelenk reduzieren. Setzen Sie dazu die Zunge ein und nehmen Sie mit der Spitze Kontakt zu unterschiedlichen Zahnpunkten auf. Diese Kontaktsuche verstärkt die Muskelinformationen für die darauf folgenden Bewegungen, und der Unterkiefer kann besser in der Bewegung kontrolliert werden.

Selbsttest und Übungen

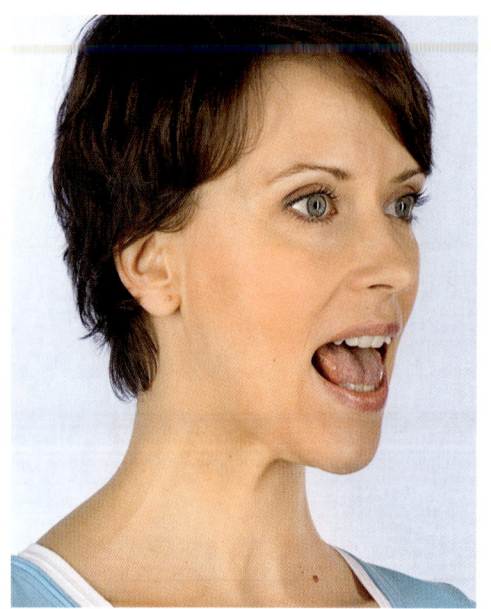

▲ Halten Sie Kontakt mit der Zunge an den unteren Schneidezähnen.

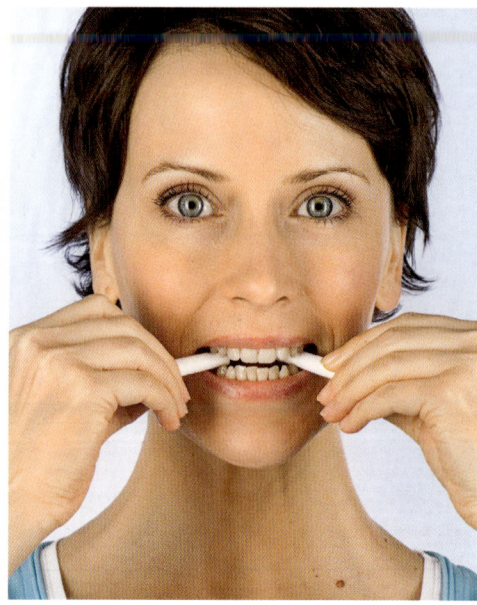

▲ Ein Stück Watte verhindert oft das Knacken.

27 Zunge-Zahn-Zuunterst

Weitere Möglichkeiten, die Koordination der Kau- und Gesichtsmuskulatur zu steigern, sind in den folgenden Übungen dargestellt.

Legen Sie die Zunge während der Mundöffnung an die unteren Schneidezähne und halten Sie sie dort über die gesamte Zeit hinweg. Alternativ können Sie die Zunge während der Mundöffnung auch an die Eckzähne (oben oder unten) legen. Die Übung kann das Knacken reduzieren oder beseitigen, zudem verbessert sie die Kontrolle über die Muskeln.

28 Watteweicher Anti-Knack

Häufig tritt ein Knacken bei Mundöffnung und Mundschluss auf. Dabei spricht man von einem sogenannten reziproken Knack. Es handelt sich dabei auch um zwei zeitlich voneinander getrennte Knackgeräusche. Der Watteaufbiss kann das Knacken in Richtung Mundschluss verhindern. Bleibt nun das Mundschluss-Knacken aus, verschwindet meist auch das Öffnungsknacken. Dabei legen Sie ein Watteröllchen (solche mit einem Durchmesser von acht oder zehn Millimetern eignen sich bestens) zwischen die Backenzähne – eines rechts und eines links. Mit den Watteröllchen öffnen und schließen Sie nun den Mund. So sollte das Knackgeräusch reduziert sein oder gar nicht mehr auftreten.

Die Übung eignet sich für alle, die Knackgeräusche haben oder deren Muskeln verspannt sind. Sie entspannt die Muskulatur und verbessert die Beweglichkeit des Gelenks.

Unterstützen Sie Ihre Genesung

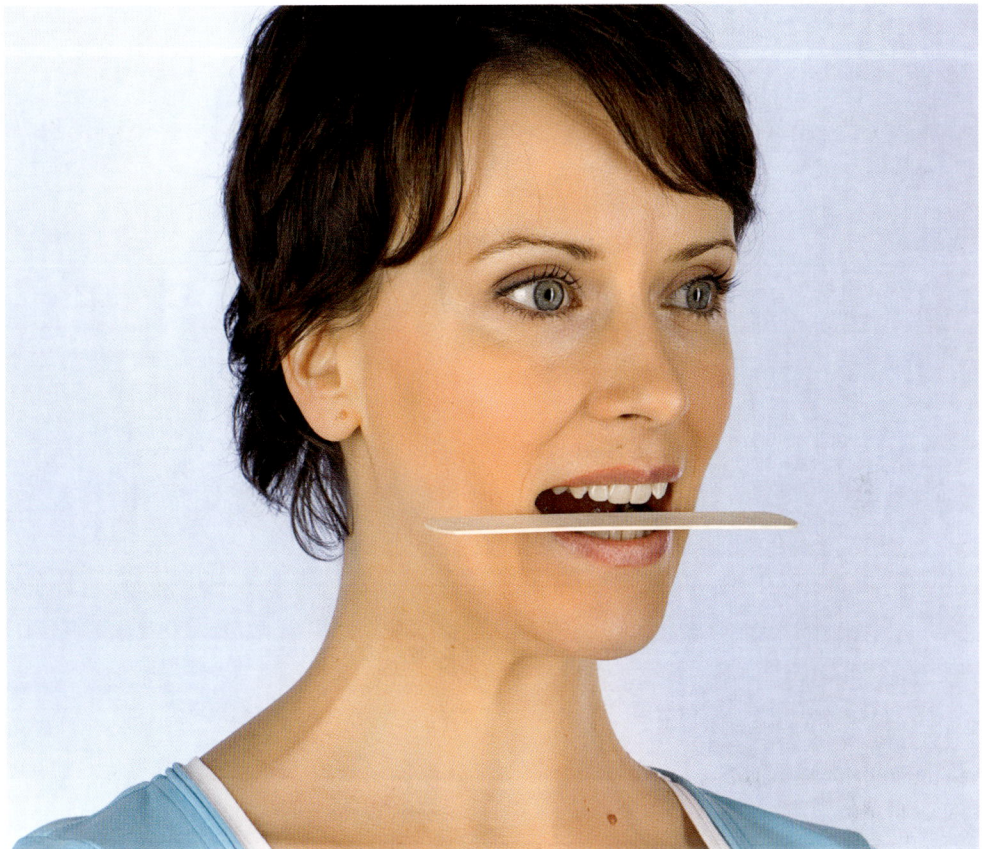

▲ Ein Spatel unterstützt bei den Übungen.

29 Zunge-Zahn auf Holz

Legen Sie einen Holzmundspatel auf die untere Zahnreihe. Bei den Bewegungen des Kiefers versuchen Sie, ihn in der Position zu halten. Nun können Sie alle Unterkieferbewegungen vornehmen:
- Mundschluss
- Mundöffnung
- seitliche Verschiebung nach rechts/links
- Vorschub des Unterkiefers
- Rückschub des Unterkiefers

Die Übung stärkt die Muskeln und erhöht die Kontrolle über die Bewegungen.

> **TIPP**
>
> **Besser anpassen**
>
> Versuchen Sie, Ihr Knackgeräusch durch verschiedene Bewegungen zu beeinflussen:
> - große Bewegungen
> - kleine Bewegungen
>
> Je häufiger Sie die Übung ohne Knacken durchführen, desto schneller passt sich Ihr Gelenk wieder an eine normale Funktion an.

Selbsttest und Übungen

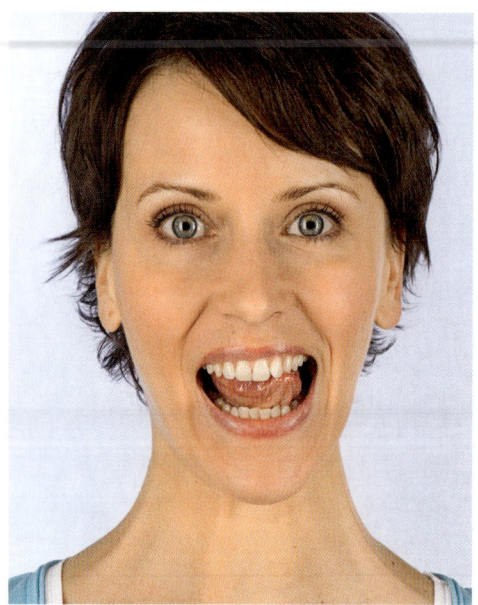

▲ Halten Sie mit der Zunge Kontakt zum oberen linken Eckzahn.

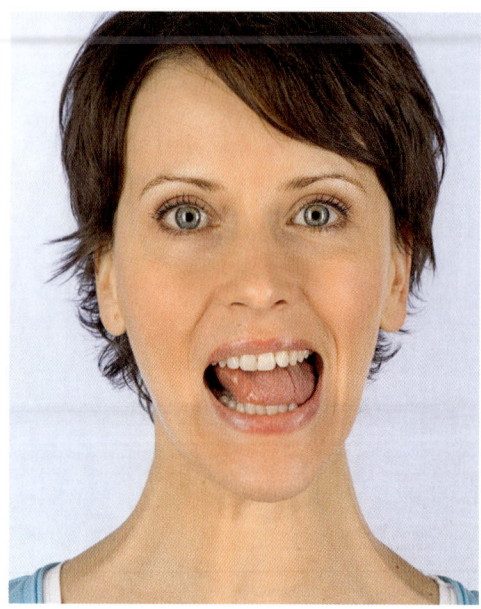

▲ Halten Sie mit der Zunge Kontakt zum unteren linken Eckzahn.

30 Zunge-Ecke oben-links

Mit höchsten koordinativen Ansprüchen warten die folgenden Übungen auf. Dabei wird die Zunge als Kontaktgeber und als Bewegungsgrenze eingesetzt, mit dem Ziel möglichst viel Muskelaktivität zu erzeugen. Wenn Sie die Zunge während einer Unterkieferbewegung an einen Zahn anlegen, können Sie den Mund nicht mehr so weit öffnen und nicht mehr so weit nach außen bewegen wie mit einer freien Zunge: Die Bewegung wird also etwas begrenzt. Aber: Zusätzlich setzen Sie jedoch mehr Muskelfasern für dieselbe Bewegung ein, was wiederum positiv auf die Koordination und die Feinabstimmung dieser Bewegungsrichtung wirkt. Bei diesen Übungen suchen Sie mit der Zunge Kontakt zu den Eckzähnen.

Legen Sie die Zungenspitze auf den oberen linken Eckzahn und öffnen Sie den Mund langsam. Damit verbessern Sie die Bewegung und Koordination.

31 Zunge-Ecke unten-links

Legen Sie die Zungenspitze auf den unteren linken Eckzahn und öffnen Sie den Mund langsam. So bauen Sie Muskeln auf, denn Sie benötigen für diese Übung mehr Muskelfasern zur Bewegung als sonst. Damit verbessern Sie die Bewegung und Koordination.

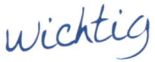

Mit Zungenkontakt an einem Zahn oben können Sie den Mund nicht so weit öffnen wie normal. Aber so können Sie die Arbeit der Muskeln besser steuern.

Unterstützen Sie Ihre Genesung

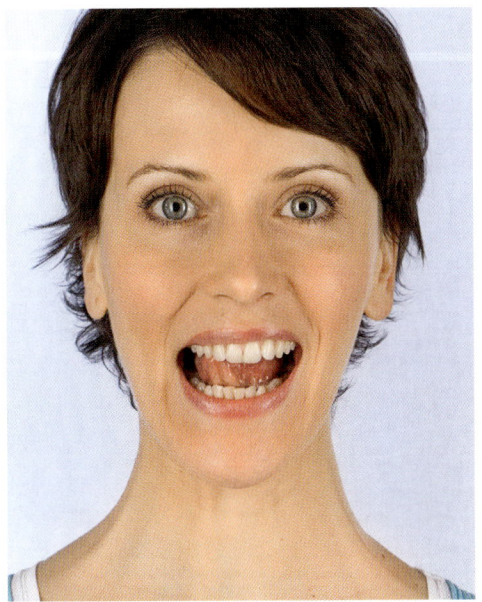

▲ Halten Sie mit der Zunge Kontakt zum oberen rechten Eckzahn.

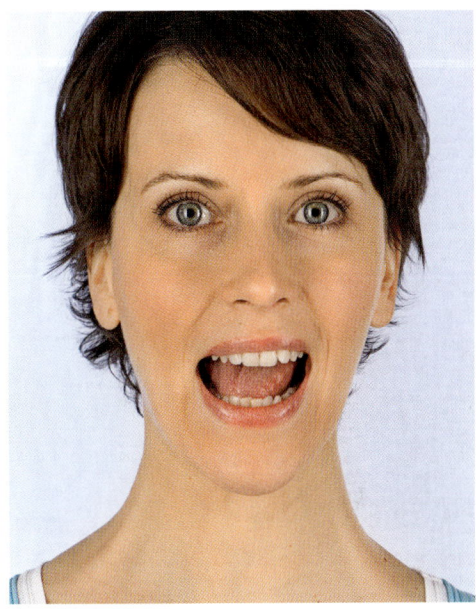

▲ Halten Sie mit der Zunge Kontakt zum unteren rechten Eckzahn.

32 Zunge-Ecke oben-rechts

Legen Sie die Zungenspitze auf den oberen rechten Eckzahn und öffnen Sie den Mund langsam. So bauen Sie Muskeln auf, denn Sie benötigen für diese Übung mehr Muskelfasern zur Bewegung als sonst. Damit verbessern Sie die Bewegung und Koordination.

33 Zunge-Ecke unten-rechts

Mit dem Zungenkontakt am unteren rechten Eckzahn schließt sich der Kreis. Sie können den Zungenkontakt auch an anderen Zähnen herstellen, um die Unterkieferbewegung mit mehr Muskelkontrolle ausführen zu können.

Die Übung eignet sich, um Knackgeräusche und Muskelverspannung zu reduzieren. Außerdem verbessert sie die Koordination.

> **TIPP**
>
> **Koordiniert verschieben**
> Um die Koordination noch weiter zu schulen, können Sie diese Zungenkontakte in eine seitliche Verschiebung des Unterkiefers (eine Laterotrusion) einbauen.

Selbsttest und Übungen

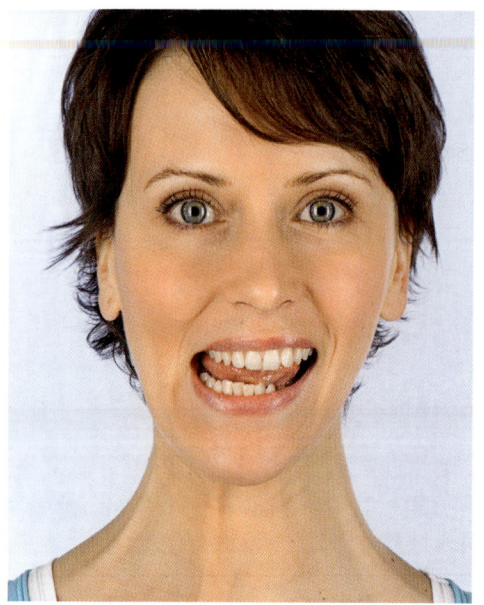

▲ Verschiebung Sie den Kiefer nach rechts, die Zunge liegt auf dem oberen linken Eckzahn.

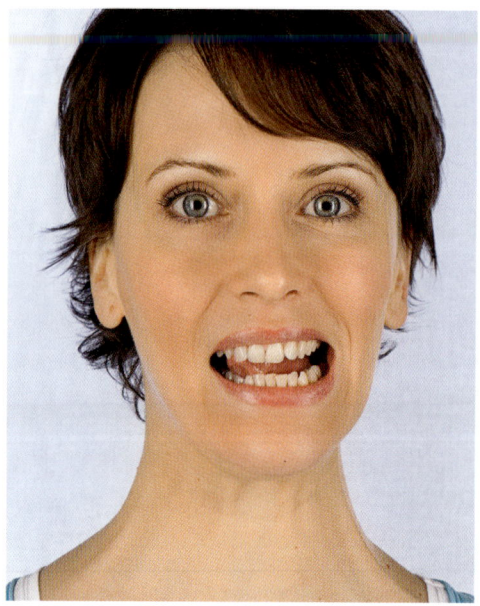

▲ Verschiebung Sie den Kiefer nach links, die Zunge liegt auf dem oberen rechten Eckzahn.

34 Zungenzieher rechts

Legen Sie die Zungenspitze an den oberen linken Eckzahn – dann bewegen Sie den Unterkiefer nach rechts, ohne die Zunge vom Eckzahn zu entfernen.

35 Zungenzieher links

Der Rückweg gestaltet sich nun etwas schwieriger. Die Ausgangsposition ist:

Der Unterkiefer steht nach rechts verschoben, die Zunge hat noch Kontakt zum oberen linken Eckzahn. Lösen Sie nun die Zunge vom linken oberen Eckzahn und bringen Sie sie an den rechten oberen Eckzahn (ohne den Unterkiefer aus der rechten Seitverschiebung zu lösen!). Danach erst darf der Unterkiefer nach links bewegt werden.

Die Übungen eignen sich bei Knackgeräuschen und Bewegungsstörungen. Sie verbessern die Koordination der Bewegung und die Beweglichkeit, zudem reduzieren sie Reiben im Gelenk.

UNTERSTÜTZEN SIE IHRE GENESUNG

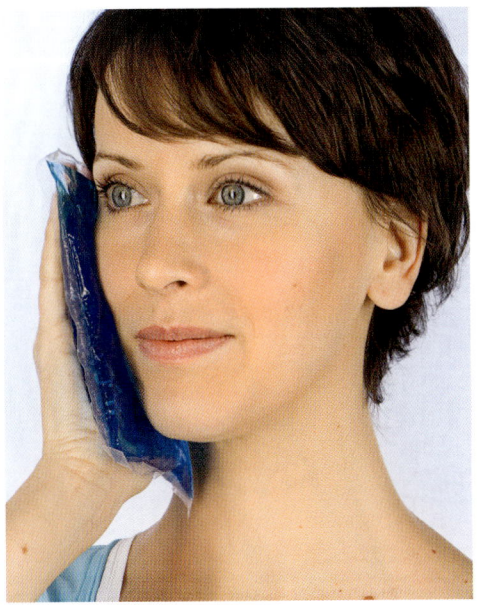
▲ Um zu kühlen, nehmen Sie z. B. ein Cool-Pack aus dem Kühlschrank.

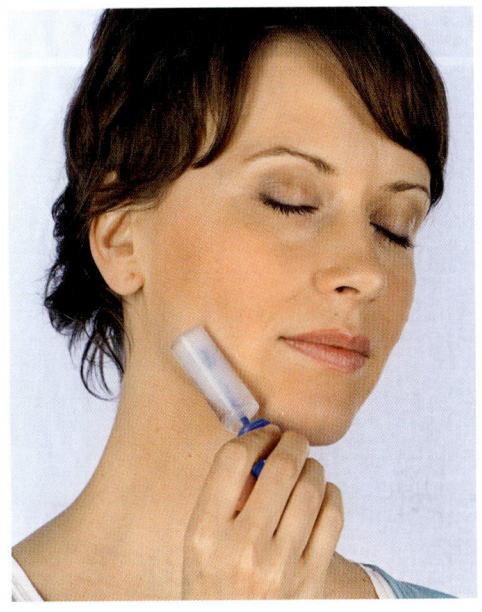
▲ Oder Sie basteln sich einen Eislolly.

Wie Sie Wärme und Kälte nutzen

Um Beschwerden in der Kieferregion zu lindern und Störungen im Kiefersystem zu beseitigen, sind auch sogenannte passive Maßnahmen unterstützend zu empfehlen. Dazu gehören die unterschiedlichen Formen der Thermoanwendung. Also die Anwendung von Wärme oder Kälte in der Kieferregion.

Prinzipiell haben Wärme und Kälte dieselben Effekte: Sie verstärken die Durchblutung und lösen damit Veränderungen in unserem Körper aus, die therapeutisch gesteuert und genutzt werden können.

Die Effekte der Eisanwendung sind:
- Weitung der Blutgefäße zur Temperaturregulation
- verstärkte Durchblutung des gekühlten Muskelbereiches
- bessere Versorgung mit Nährstoffen
- schneller Abtransport von Stoffwechselabfallstoffen
- gesteigerte Regeneration
- Muskelentspannung

Allerdings darf die Kälte nicht zu lange auf das Gewebe einwirken. Eine optimale Dauer ist 40 bis maximal 120 Sekunden. Bleibt die

TIPP

Einen Eislolly basteln

Eine sehr gute Möglichkeit, sich einen Eislolly zu basteln, bietet die Verwendung sogenannter Stuhlprobenröhrchen. Füllen Sie sie mit Wasser und stellen Sie sie ins Tiefkühlfach: Fertig ist der Eislolly. Diese Stuhlprobenröhrchen sind in der Apotheke erhältlich.

Selbsttest und Übungen

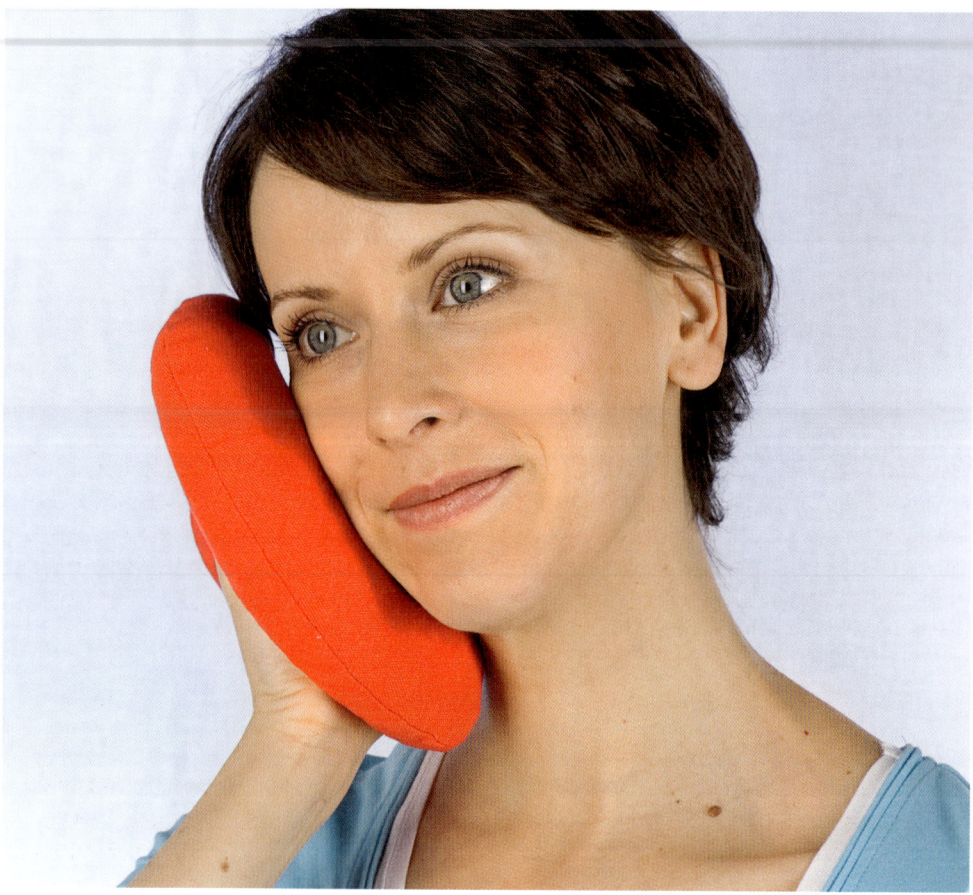

▲ Wärme entspannt, fördert die Durchblutung – und verbessert so die Beschwerden.

Kälte länger an der Stelle, schlagen die Effekte eher ins Gegenteil um: Die Blutgefäße ziehen sich zusammen, das heißt, sie werden wieder enger, um den Körper vor Auskühlung zu schützen.

Alternativ nehmen Sie einen einfachen Eiswürfel, mit dem Sie die Kieferregion abreiben.

Effekte der Wärmeanwendung sind:
- Durchblutungssteigerung
- Entspannung der Muskulatur
- schneller Abtransport von Abfallstoffen
- optimale Versorgung mit neuen Nährstoffen

Für die Anwendung von Wärme eignen sich besonders:
- Kirschkernsäckchen
- Wärmflasche
- Dinkelkissen
- Rotlichtlampe (Vorsicht: nicht zu dicht an das Gesicht heranbringen, da sonst Verbrennungsgefahr besteht!)

Alle Zusatzanwendungen eignen sich, um die anderen Übungen zu unterstützen. Sie können einfach ausprobieren, welche Anwendung Sie als besonders angenehm empfinden. Diese setzen Sie dann bevorzugt ein.

Den ganzen Körper trainieren

Wenn die Störungen an den Kiefergelenken in den Körper ausstrahlen, dann helfen oft auch Übungen, die die betroffene Region stärken. Lesen Sie, wie Sie Ihre Halswirbelsäule am besten halten, wie Sie die Schultern lockern, die Gesichtsmuskulatur aktivieren und so Ihre gesamte Körperhaltung verbessern.

Da die Kiefergelenke großen Einfluss auf die benachbarten Körperregionen (und auch ganz ferne Körperteile) haben können, ist es mitunter notwendig, auch sie zu trainieren. Bei diesen Übungen geht es unter anderem auch darum, Bewegungserfahrungen zu machen und den Körper bei unbekannten Bewegungen zu erfahren.

Da das Kiefersystem und seine Funktionen von den angrenzenden Körperregionen, im Wesentlichen der Kopfhaltung, der Schulterposition und der Rumpfkontrolle abhängig sind, sind weiterführende Übungen für diese Körperabschnitte wichtig, damit die Kieferregion beschwerdefrei bleibt oder wieder wird.

Stärken Sie Ihre Halswirbelsäule

Die Halswirbelsäule und ihre Muskeln stellen die Basis für die Kopfhaltung dar. Und die Kopfhaltung steht in direkter Verbindung mit dem Kiefergelenk, dem Aufbiss der Zähne. Deshalb können Beschwerden in der einen Region immer auch mit verantwortlich für Schmerzen in anderen Bereichen sein. Häufig helfen deshalb Übungen, die diese Region stärken. Sie sollen im Wesentlichen muskuläre Ungleichgewichte ausgleichen und die koordinierte Kopfhaltung im Alltag verbessern. Nur mit einem reibungslosen Zusammenspiel aller beteiligten Strukturen (Muskeln, Gelenke, Nerven) der Halswirbelsäule lassen sich bestehende Beschwerden reduzieren. Die einzelnen Komponenten beeinflussen sich gegenseitig – und können sich ebenso gegenseitig helfen. Für Beschwerdefreiheit ist stets auch eine Kontrolle der Bewegung wichtig, also Kontrolle der Muskeln über den Ablauf. Kopf-, Nacken- und Rückenbeschwerden sind eng mit der Funktion der Halswirbelsäule verknüpft. Eine Besserung der Symptome lässt sich oft über einfache Bewegungsübungen erreichen.

> **TIPP**
>
> Halswirbelsäule und Kopf haben häufig mit muskulären Ungleichgewichten zu kämpfen: Hinten im Nacken verspannt – vorne am Hals zu schwach. Für eine optimierte Funktion dieser Körperregion und einen positiven Einfluss auf die Kiefergelenke, drehen sie den Spieß einfach um: Lockern sie die Nackenmuskeln und stärken sie gezielt die Halsmuskeln. Allein durch diese Muskelpflege (siehe folgende Übungen) läßt sich das Zusammenspiel von Kopf-, und Kiefergelenken verbessern.

Selbsttest und Übungen

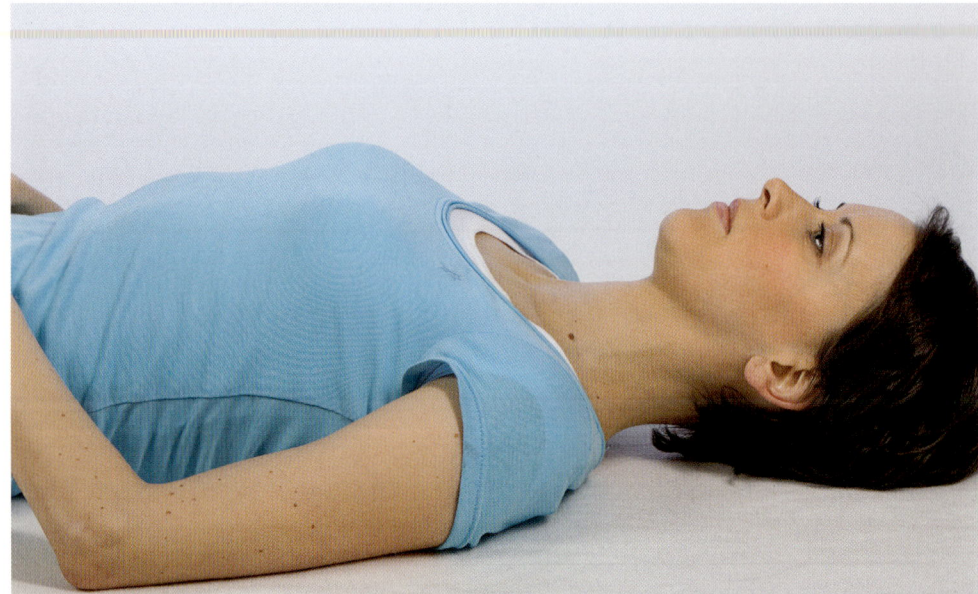

▲ Das ist die Mittelposition der Halswirbelsäule, wenn Sie auf dem Rücken liegen.

36 Hals-im-Lot

Die folgende Übungssequenz dient einer besseren Koordination der Bewegungen der Halswirbelsäule, und zwar dadurch, dass Sie die zuständige Beuge- und Streckmuskulatur optimal zu führen lernen. Denn es ist so: Im Alltag dominieren die Streckmuskeln. Da wir häufig sitzenden Tätigkeiten nachgehen, befinden wir uns tendenziell in einer eher „eingesunkenen" Sitzhaltung. Dadurch weisen die Streckmuskeln häufig eine zu hohe Spannung auf. Nicht selten ist diese unkontrollierte Muskelspannung eine Ursache für die Entstehung von Spannungskopfschmerzen und auch Gesichtsschmerzen.

In Rückenlage werden Kopf und Halswirbelsäule in die Mittellage zwischen Beugung und Streckung eingestellt. Dazu gehen Sie wie folgt vor:
- Spüren Sie der Ruhelage des Kopfes und des Nackens nach.
- Dann strecken Sie den Kopf weit nach hinten (ohne Schmerz oder zu hohe Spannung), um ein Gefühl für die Bewegungsreserve nach hinten zu bekommen. Dabei bewegt sich der Hinterkopf in die Unterlage und die Augen wandern nach oben.
- Beugen Sie nun den Kopf nach vorne. Dabei bewegt sich das Kinn auf das Brustbein und den Hals zu. Spüren Sie auch hier wieder die Bewegungsreserve in diese Richtung.
- Anschließend stellen Sie den Kopf in die gefühlte Mittelposition zwischen Beugung und Streckung des Kopfes.

DEN GANZEN KÖRPER TRAINIEREN

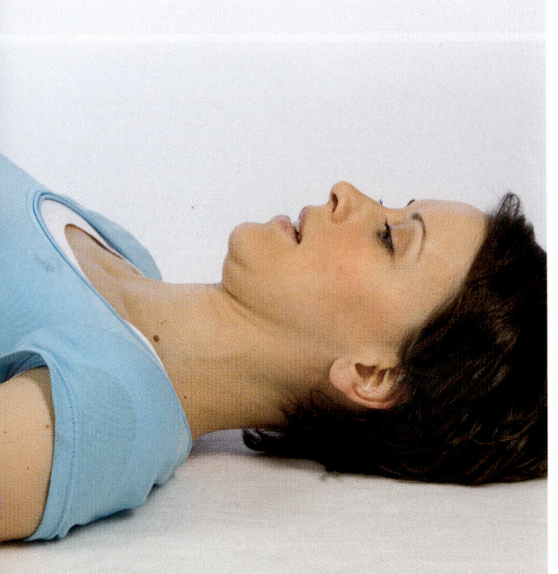

▲ Das ist die gebeugte Position der Halswirbelsäule, wenn Sie auf dem Rücken liegen.

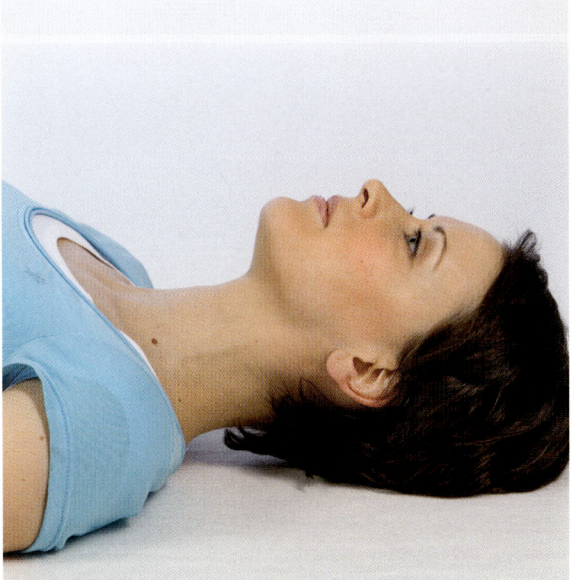

▲ So ist die Halswirbelsäule in Rückenlage gestreckt.

37 Kinntacker

Die Beugung von Kopf und Halswirbelsäule führen Sie nun als einzelne Übung durch. Dazu bewegen Sie den Kopf aus der zuvor eingestellten Mittelposition in Richtung Beugung. Versuchen Sie, die Bewegung mit möglichst geringer Muskelspannung durchzuführen:
- Der Nacken macht sich entlang der Unterlage kopfwärts lang, Sie neigen also das Kinn in Richtung Brustbein, ohne den Kehlkopf einzuengen.
- Dabei darf der Hinterkopf auf der Unterlage entlangstreifen.
- Lassen Sie diese Position wieder locker bis zur Mittelposition.

wichtig

Um die Muskelspannungen an der Halsmuskulatur zu fühlen, legen Sie die Fingerspitzen seitlich an den Hals und fühlen Sie die Spannung während der Bewegung.

38 Hans-guck-in-die-Luft

Auch die Streckung der Halswirbelsäule ist eine eigenständige Übung. Jedoch gilt es hier stets zu bedenken, dass die meisten Menschen die Streckung im Alltag bevorzugt einsetzen und ein verstärktes Training deshalb meist nicht erforderlich ist. Diese Bewegung sollten Sie also lediglich mit geringem Bewegungsausmaß durchführen. Halten Sie das Ausmaß klein: Eine Bewegung des Hinterkopfes auf der Unterlage von maximal zwei Zentimetern nach unten reicht aus:
- Dabei bewegt sich der Hinterkopf auf der Unterlage fußwärts nach unten.
- Das Kinn entfernt sich dabei vom vorderen Halsbereich.

wichtig

Führen Sie diese Bewegung nicht durch, wenn Sie zu Schwindel oder Kopfschmerz neigen.

Selbsttest und Übungen

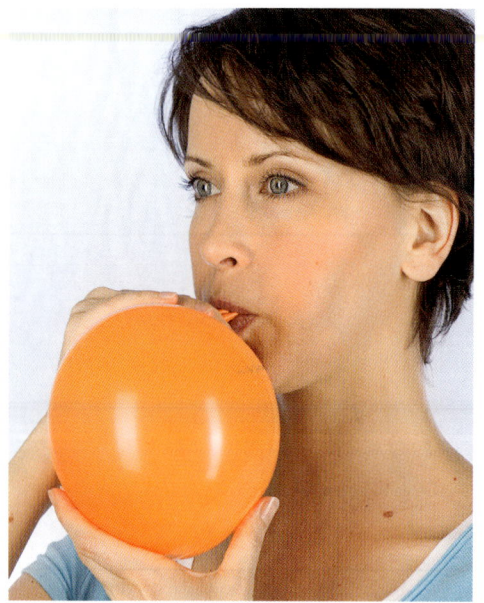

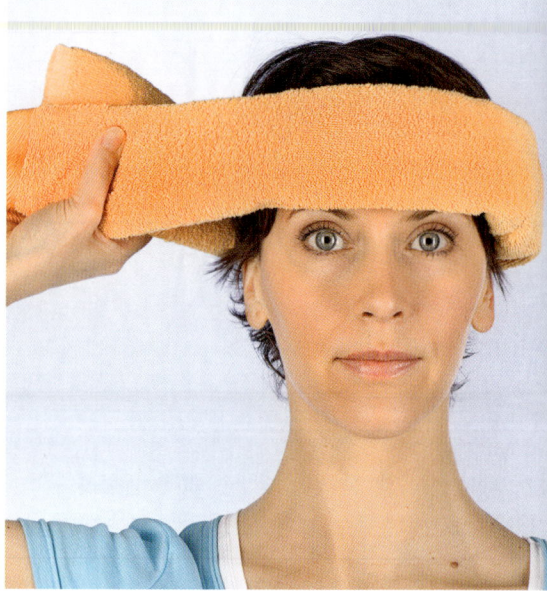

▲ Wenn Sie einen Luftballon aufblasen, achten Sie auf die Stellung der Halswirbelsäule.

▲ Mit einem Handtuch bauen Sie Widerstand auf gegen seitliche Bewegungen nach links.

39 Luftballon-Halter

Wer einen Luftballon aufbläst, beansprucht im Wesentlichen die Gesichtsmuskulatur im Mundbereich und die Atemmuskulatur. Während dieser Aktion muss die Halswirbelsäule stabil gehalten werden. Gerne weicht man dabei mit dem Kopf nach vorne aus – und überstreckt dabei die Halswirbelsäule.

Genau da setzt die Aufgabe dieser Übung an:
- Pusten Sie den Luftballon auf.
- Halten Sie den Kopf dabei gerade und verhindern Sie eine Ausweichbewegung des Kopfes nach vorne.
- Machen Sie den Nacken dabei lang (Kopf nach oben zur Decke strecken, als ob Sie noch ein wenig in die Länge wachsen wollten).

40 Handtuchhalter links

Zur Kräftigung der Muskulatur im Hals-Nacken-Bereich sind die folgenden Übungen bestens geeignet. Mit einfachen Hilfsmitteln, hier ein Handtuch, können Sie Widerstände in verschiedene Bewegungsrichtungen geben. So zwingen Sie die Muskulatur zu mehr Arbeit und sorgen damit für eine effektive Kräftigung.

Bauen Sie den Widerstand über das Handtuch langsam und gleichmäßig auf. Wichtig ist, dass Sie den Kopf in der geraden Mittelposition halten. Die Hals-Nacken-Muskulatur ist gefordert, die Position zu stabilisieren.

Den ganzen Körper trainieren

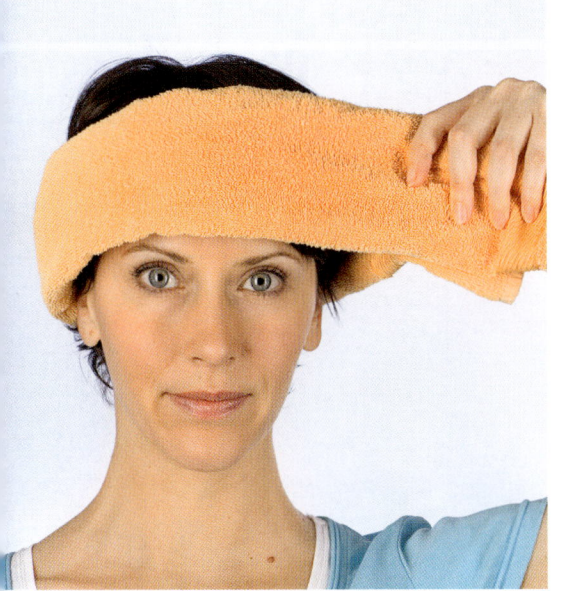
▲ Mit einem Handtuch bauen Sie Widerstand auf gegen seitliche Bewegungen nach rechts.

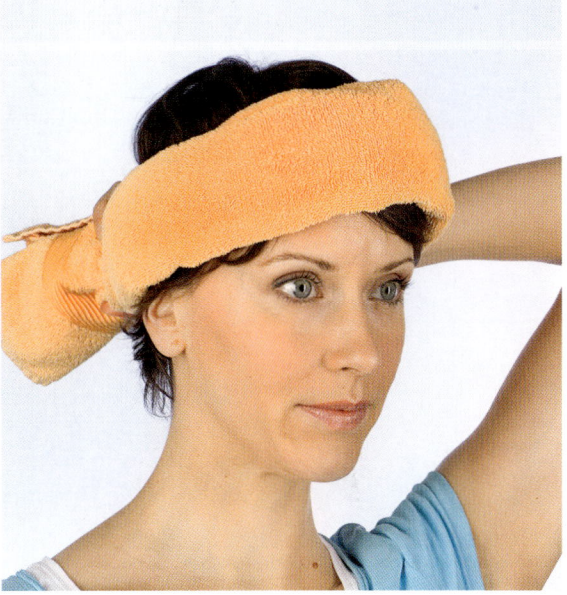
▲ Bei der Beugung nach vorne achten Sie auf die Stellung der Halswirbelsäule.

41 Handtuchhalter rechts

Sie können diese Widerstandsübung mit dem Handtuch in beide Richtungen (rechts und links) durchführen. Achten Sie auch auf eine aufrechte Haltung des Oberkörpers und lassen Sie keine Ausweichbewegungen zu. Wenn möglich, stellen Sie sich vor einen Spiegel, um Ausweichbewegungen sofort zu entdecken und zu korrigieren.

42 Handtuch-Gruß

Wenn Sie Widerstand gegen die Beugebewegung nach vorne aufbauen, achten Sie ebenfalls wieder darauf, die Mittelposition zu halten.

wichtig
Pressen Sie das Kinn nicht zu stark an den Hals (kein Doppelkinn machen)!
Der Nacken muss während der Übung lang und gestreckt bleiben.

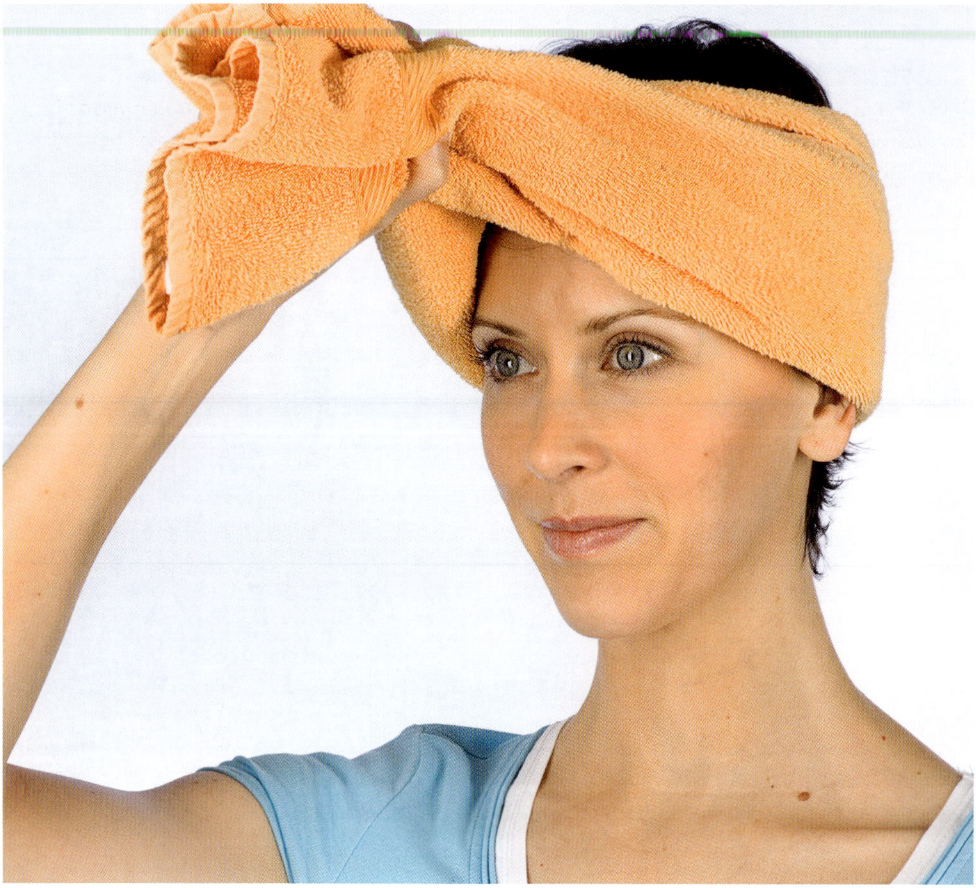

Selbsttest und Übungen

▲ Auch wenn Sie den Kopf nach hinten strecken – bauen Sie Widerstand langsam auf.

43 Handtuch-Kipper

Wenn Sie das Handtuch um den Hinterkopf schlingen und den Zug nach vorne aufbauen, wird die Streckung der Halswirbelsäule mit Widerstand versorgt. Bauen Sie den Zug wieder langsam und gleichmäßig auf und halten Sie ihn.

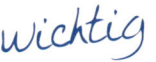

Machen Sie keine ruckartigen Bewegungen und lösen Sie den Widerstand nicht ruckartig, sondern langsam.

Da die Streckmuskeln meist stark genug sind, genügt ein Ausdauertraining (viele Wiederholungen mit geringerem Widerstand: z. B. 4 × 40 Wiederholungen).

Den ganzen Körper trainieren

Lockern Sie Ihre Schultern

Der Schulterbereich ist zum einen für die Kopfhaltung relevant, und zum anderen gibt es direkte Muskel- und Nervenverbindungen in das Kiefersystem. Damit bekommen Übungen für den Schulterkomplex eine besondere Bedeutung bei Kieferbeschwerden.

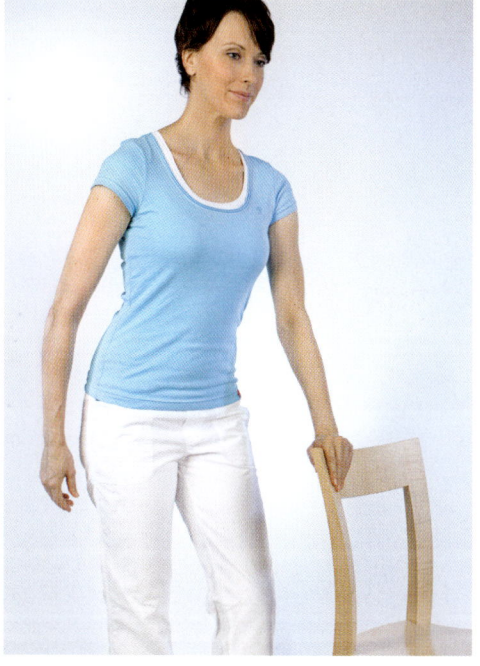
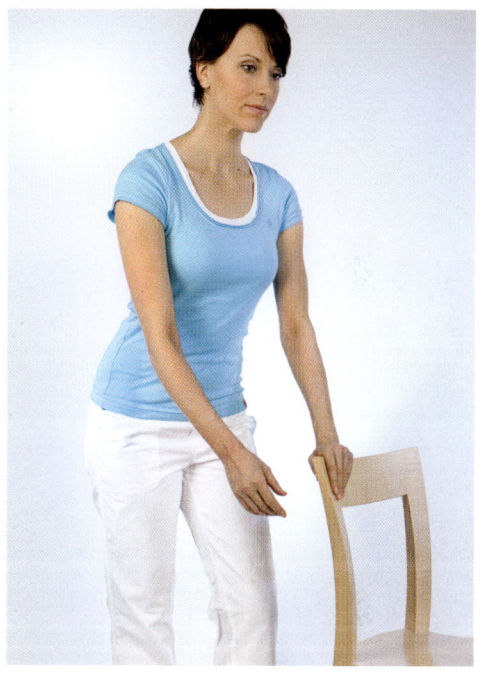

▲ Die Pendelübung lockert Schultergelenk und Schultermuskeln.

44 Armpendel

Eine sehr effektive Entspannungs- und Lockerungsübung für das Schultergelenk ist die sogenannte Pendelübung.

Um den Arm im Schultergelenk pendeln zu können, ist es sinnvoll, den Oberkörper nach vorne zu neigen und mit dem anderen Arm abzustützen. Dies können Sie an einer Bank, einem Tisch, der Arbeitsplatte in der Küche oder an einer Stuhllehne machen. Lassen Sie in dieser Position den Arm langsam und gleichmäßig vor und zurück pendeln – wie das Pendel einer großen Standuhr. Die Bewegung nach vorne und hinten sollte nicht zu groß geraten, da sonst viel über den Schwung des Armpendels und nicht über kontrollierte Kraft gemacht wird. Dies führt zu vermehrter Belastung des Gelenks. Der gesamte Bewegungsausschlag sollte bei etwa fünf bis sieben Zentimeter bleiben.

Selbsttest und Übungen

Bleiben Sie aufrecht – die gute Körperhaltung

Um einen Einfluss auf die Körperhaltung zu erzielen, sind große Bewegungen und die Aktivität von vielen Muskeln erforderlich. Dies erreicht man mit sogenannten Ganzkörperübungen. Dabei setzen Sie möglichst viele Muskeln zur Bewegung und Stabilisierung ein.

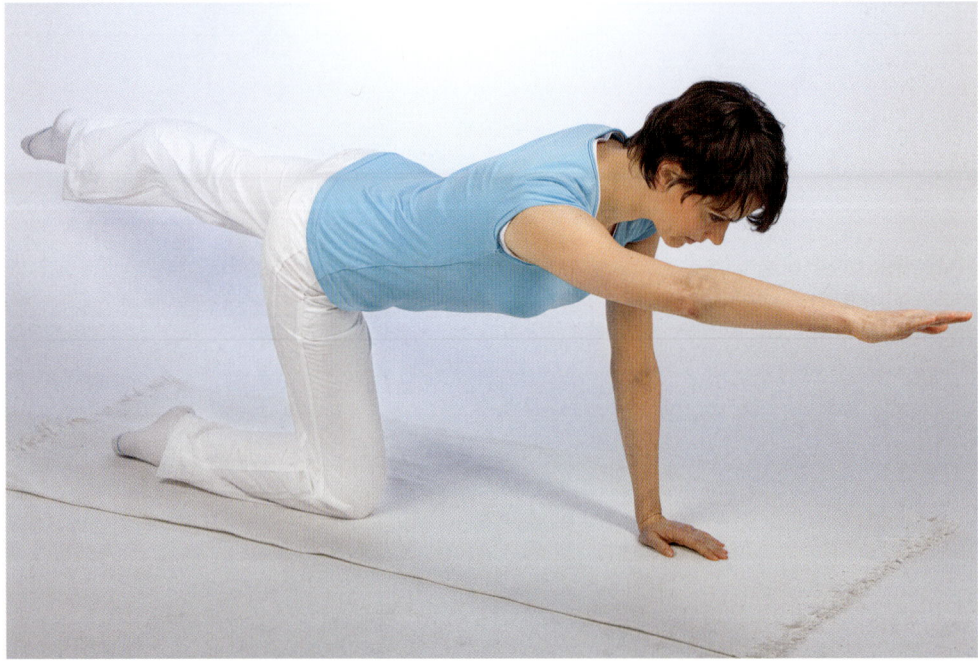

▲ Mit dem Vierfüßler-Stand trainieren Sie die Muskeln des Rückens.

45 Diagonaler Vierfuß

Der Vierfüßler-Stand ist der Klassiker unter den Körperübungen. Aber er ist auch gefürchtet, denn er braucht zum einen Kraft und zum anderen ein hohes Maß Koordination. Lassen Sie sich Zeit und trainieren Sie sich langsam die nötigen Muskeln an. Dadurch steigt automatisch auch Ihre Fähigkeit, Arme, Beine und Rücken in die richtige Position zu bringen – und dort auch zu halten.

Nehmen Sie eine stabile Position im Vierfüßler-Stand ein und strecken Sie im Wechsel die Diagonalen: rechter Arm und linkes Bein sowie linker Arm und rechtes Bein.

wichtig

Halten Sie den Oberkörper gerade und gehen Sie nicht zu stark ins Hohlkreuz. Halten Sie die Bauchmuskeln leicht angespannt und atmen Sie gleichmäßig weiter.

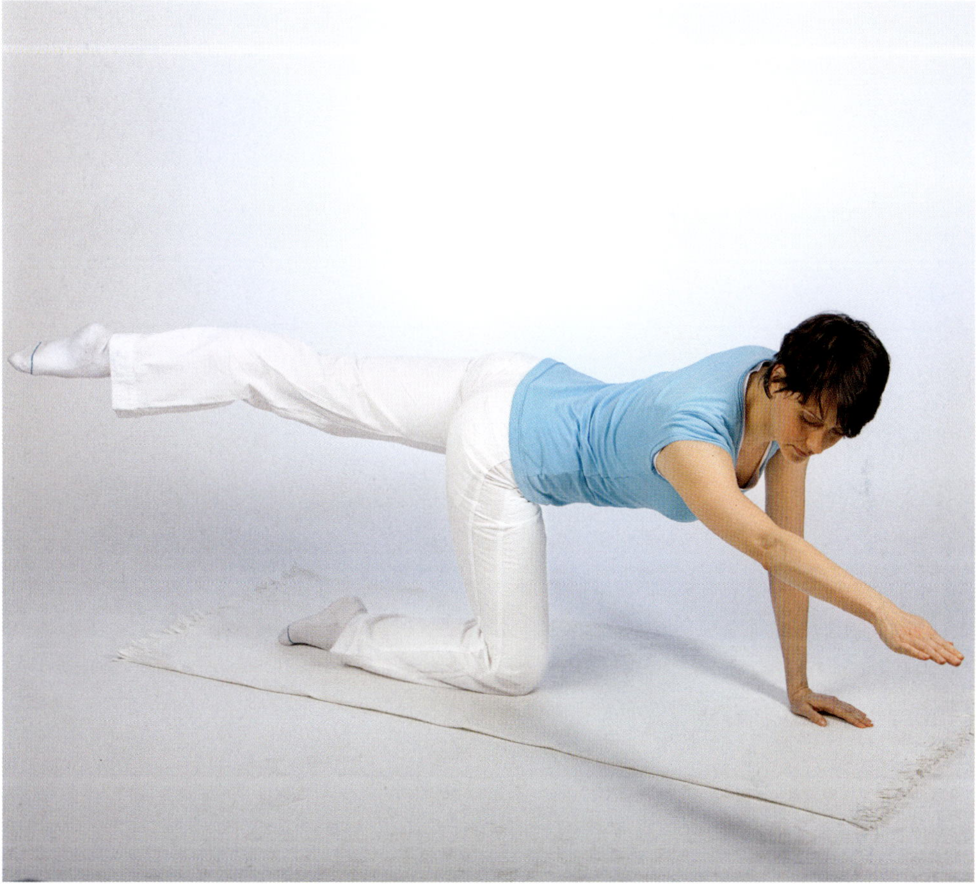

Den ganzen Körper trainieren

▲ Die hohe Kunst: Bewegen Sie nun noch Arme und Beine zur Seite.

46 Seitlicher Vierfuß

Mit dieser Übung reizen Sie den Vierfüßler-Stand koordinativ aus. Dazu halten Sie eine Diagonale (Arm und diagonales Bein) parallel zum Boden und bewegen beide (Arm und diagonales Bein) auf eine Körperseite. Sie können diese Bewegung in beide Richtungen (nach rechts und links) durchführen und das mit beiden Diagonalen.

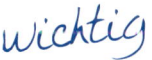

Achten Sie darauf, dass
- Arm und Bein stets parallel zum Boden bleiben,
- Arm oder Bein nicht absinken,
- die Bewegungen klein bleiben,
- der Oberarm während der Bewegung dicht am seitlichen Kopf bleibt.

Stellen Sie sich für die Bewegung einen Bogen vor, den Sie spannen: Sie sind der Bogen und spannen ihn auf eine Körperseite hin.

Selbsttest und Übungen

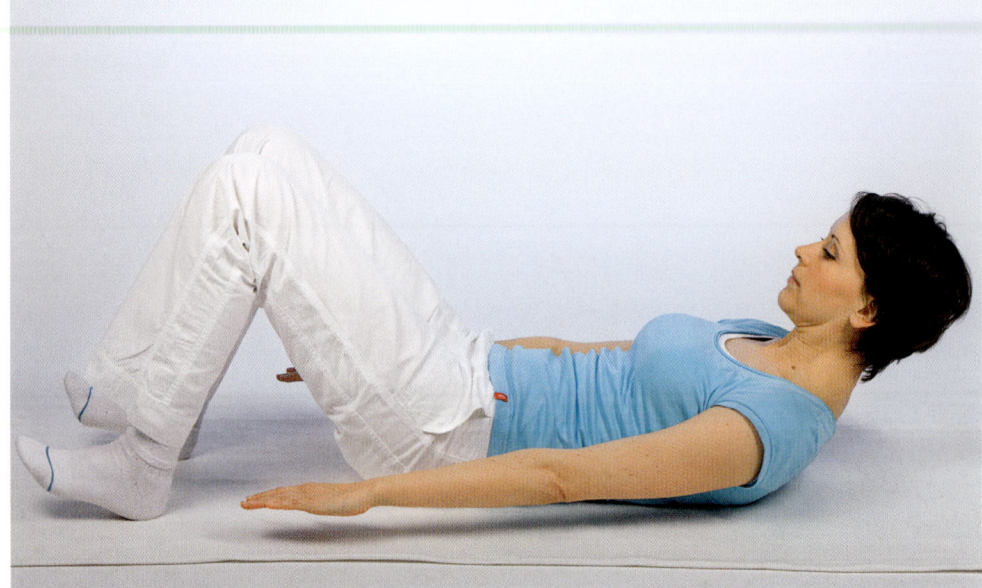

▲ Ein Klassiker: einfache Crunches. Sie sind aber nicht zu unterschätzen.

47 Straffer-Bauchtrainer

Bei diesen weiterführenden Übungen hat die Bauchmuskulatur, als Muskulatur der Körpermitte, einen besonderen Platz. Die Bauchmuskulatur vermittelt Bewegung und Gleichgewicht zwischen Ober- und Unterkörper und organisiert über die Beckenkontrolle auch die Körperhaltung. Weiterhin ermöglicht eine fein abgestimmte Kontrolle der Bauchspannung, dass Arme und Beine gut gesteuert werden. Sie können sonst ungünstige Hebelwirkungen auf den Körper ausüben.

Da die Bauchmuskeln nicht unbedingt zu den Bewegungsmuskeln gehören, sondern täglich viel mehr Haltearbeit leisten müssen, sind große Bewegungen bei der Aktivierung der Bauchmuskeln eher ungünstig. Der Effekt ist deutlich größer, wenn Sie mit kleinen Bewegungsausschlägen oder komplett ohne Bewegung (statisch) arbeiten. Legen Sie sich auf den Rücken und heben Sie den Oberkörper gerade so weit von der Unterlage ab, dass die Schulterblätter frei in der Luft sind. Heben Sie den Fußrücken etwas an (nur die Ferse hat Bodenkontakt). Stemmen Sie die Fersen leicht in den Boden. Schieben Sie dabei die Arme am Boden entlang in Richtung zu den Füßen. Die Daumen können dabei nach außen oder innen zeigen. Halten Sie diese Position für etwa zwei Sekunden – dann Rückweg. Wiederholen Sie die Übung 15–20-mal.

wichtig

Für alle Bauchmuskelübungen gilt: Mit der Belastung ausatmen und mit der Entspannung wieder einatmen – nie die Luft anhalten. Und: Kontrollieren Sie den Kopf! Bringen Sie ihn nicht zu weit nach vorne! Achten Sie darauf, dass der Oberkörper nur leicht vom Boden abhebt (maximal zwei Zentimeter).

DEN GANZEN KÖRPER TRAINIEREN

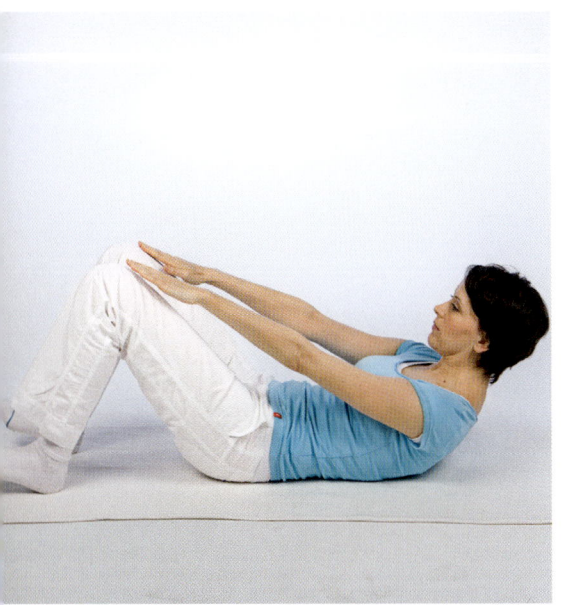

▲ Dynamische Crunches – drehen Sie den Oberkörper zur Seite.

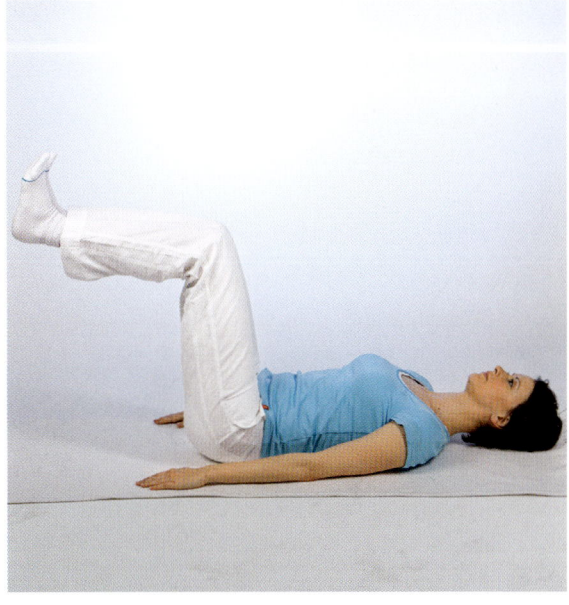

▲ Halten Sie Position – das stärkt den Bauch.

48 Intensiver Straffer-Bauchtrainer

Um etwas mehr Bewegung und auch höhere Trainings-Intensitäten in die Übung hineinzubringen, vergrößern Sie nun den Bewegungsweg. Heben Sie den Oberkörper so weit ab, dass Sie beide Hände über den Knien halten können. Dabei können Sie auch die Kniescheiben berühren oder antippen.

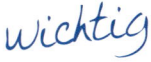

Kontrollieren Sie den Kopf und schieben Sie das Kinn nicht zu weit vor. Das Brustbein hebt sich mit nach vorne oben an. Stemmen Sie die Ferse wieder in die Unterlage.

49 Beinklapper

Eine wichtige Funktion der Bauchmuskulatur besteht in der statischen Haltearbeit bei großen Bewegungen von Armen oder Beinen. Diese Übung kräftigt sie.

Legen Sie sich bequem auf den Rücken, drücken Sie die Arme neben dem Oberkörper zur Stabilisation in die Unterlage. Drücken Sie das Becken und die Lendenwirbelsäule in die Unterlage. Heben Sie nun beide Beine ab (90° in der Hüfte und 90° in den Knien = 90/90 Position). Halten Sie diese Stellung für acht bis zwölf Sekunden.

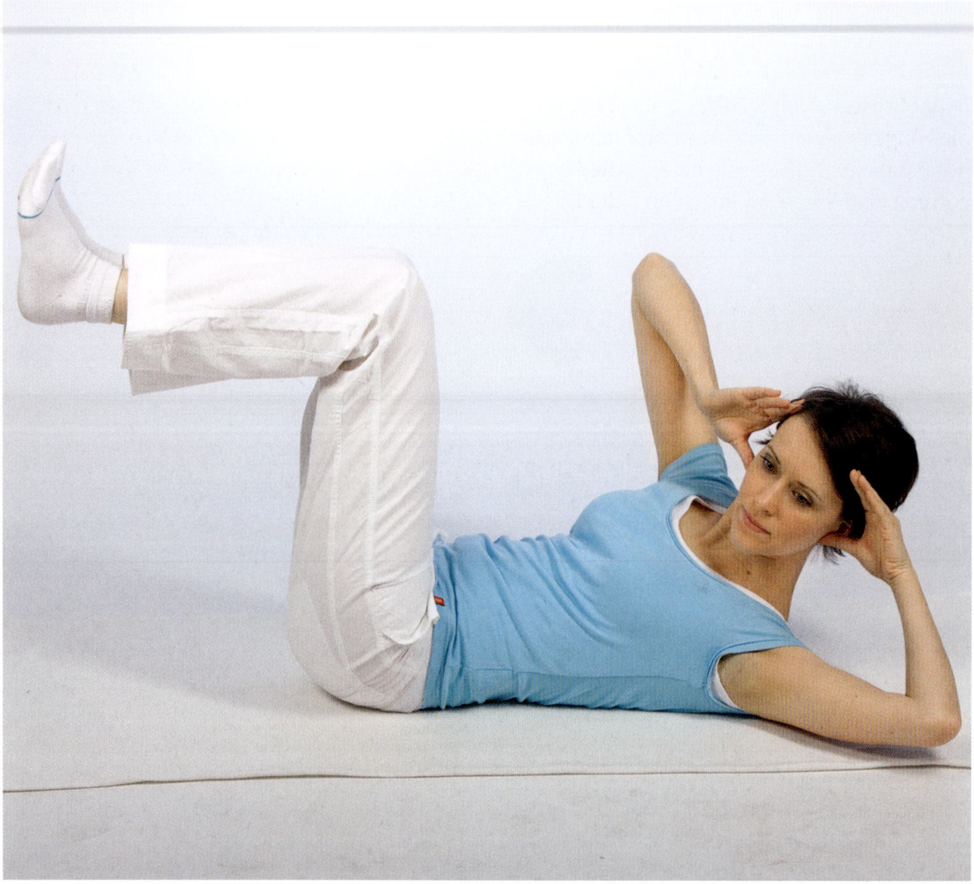

Selbsttest und Übungen

▲ Dynamik und Haltearbeit intensivieren den Trainingseffekt.

50 Bein-Oberkörper-Klapper

Eine intensive Steigerung in der Aktivierung der Bauchmuskeln erreichen Sie über eine Kombination aus Haltearbeit mit dynamischer Aktivität. Die Ausgangsstellung entspricht der vorigen Übung. Nun wird eine Oberkörperbewegung hinzugenommen, die aus Abheben und Zur-Seite-drehen besteht.

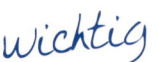

Heben Sie den Oberkörper nur so weit ab, dass die Schulterblätter frei sind. Drehen Sie den Oberkörper etwas zur Seite, um die seitlichen Bauchmuskeln zu fordern.

DEN GANZEN KÖRPER TRAINIEREN

Machen Sie Ihre Brustwirbelsäule beweglich

In der Brustwirbelregion (Oberkörper) sitzt die Lunge und damit die Atmung. Sie werden nur dann eine lockere und entspannte Körperhaltung einnehmen können, wenn der Oberkörper diese Entspannung auch zulässt und bei der Atmung nicht bremst. Der Oberkörper sinkt bei überwiegend sitzender Tätigkeit gerne in sich zusammen und verhindert durch Muskelverhärtungen und Steifigkeiten eine entspannte aufrechte Haltung.

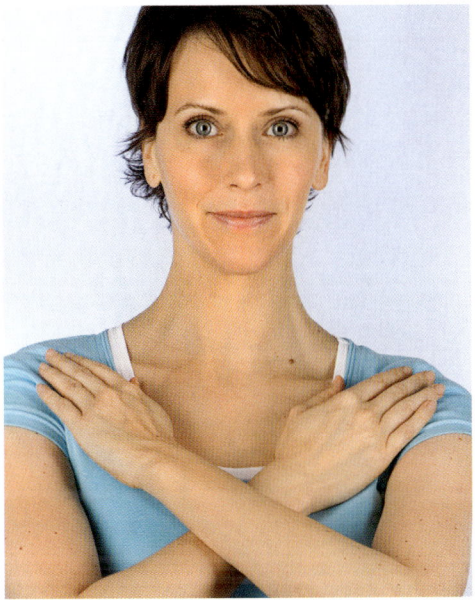

▲ Ausgangsposition, um den Oberkörper zu drehen.

▲ So drehen Sie den Oberkörper nach rechts – aber vorsichtig.

51 Haltung-Zeiger

Für die Elastizität zuständig sind bewegliche Wirbelsegmente (Wirbelkörper und die dazugehörenden Bandscheiben) und ein beweglicher Brustkorb – mobile Rippen. Diese Bereiche lassen sich sehr effektiv mit Übungen zu mehr Bewegung überreden.

Die Ausgangsposition ist der aufrechte Sitz. Sie können die Arme vor dem Oberkörper kreuzen und die Hände entspannt auf den Schultern legen.

52 Oberkörper-Dreher rechts

Drehen Sie den Oberkörper sanft nach rechts und spüren Sie die Bewegungsreserve (das Ende der Bewegung). Hier reichen kleinere Bewegungsausschläge aus, um einen Effekt zu erzielen.

wichtig

Achten Sie darauf, dass Sie bei der Übung nicht überdrehen – drehen Sie nur so weit, dass Sie nie den Eindruck haben, das absolute Ende erreicht zu haben.

Selbsttest und Übungen

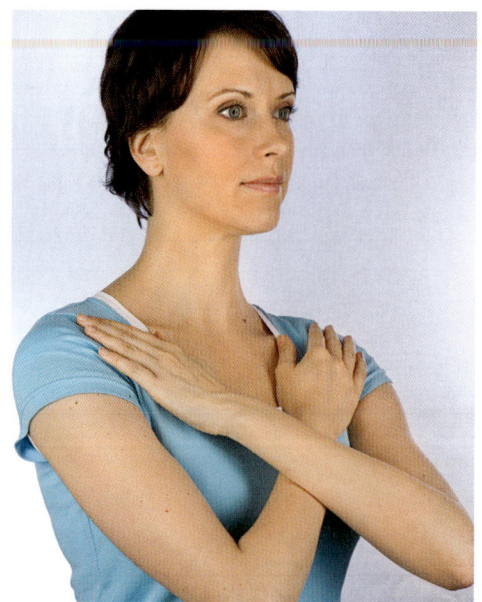

▲ So drehen Sie den Oberkörper nach links – aber langsam.

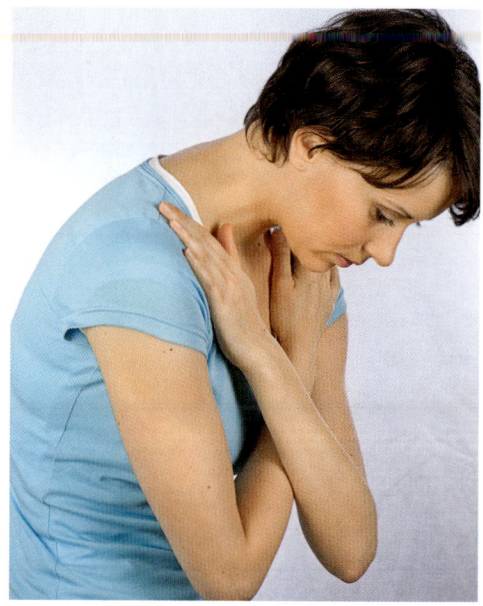

▲ Lassen Sie sich hängen. Der Oberkörper sinkt ein.

53 Oberkörper-Dreher links

Führen Sie dieselbe Drehbewegung nun nach links durch. Spüren Sie auch hier wieder sehr sorgfältig dem Ende der Bewegung nach.

Beide Drehbewegungen (nach rechts und nach links) beginnen Sie stets aus der Mittelposition heraus, also dem aufrechten Sitz. Dort endet die Übung nach der Bewegung auch wieder. Es ist durchaus möglich, die Drehung von rechts nach links ohne Unterbrechung von der einen auf die andere Seite auszuführen – also über die Mittellinie hinaus. Dann ist es besonders ratsam, nicht bis an die jeweiligen Bewegungsgrenzen (ganz rechts und ganz links) zu gehen, sondern die Bewegung zu begrenzen: Und zwar: maximal zwei Zentimeter von der Mittellinie aus gesehen nach rechts und links.

54 Hängenlasser

Die Korrektur der eingesunkenen Oberkörperhaltung ist eine einfache und effektive Möglichkeit, Muskelspannungen zu harmonisieren und die Wirbelgelenke wieder beweglicher zu machen.

Ausgangsstellung für diese Übung ist der gerade Sitz. Lassen Sie nun den Oberkörper bewusst einsinken. Kippen Sie das Becken nach hinten, das Brustbein bewegt sich auf das Becken zu. Beide Schultern kommen nach vorne und die Rippen nähern sich dem Becken.

DEN GANZEN KÖRPER TRAINIEREN

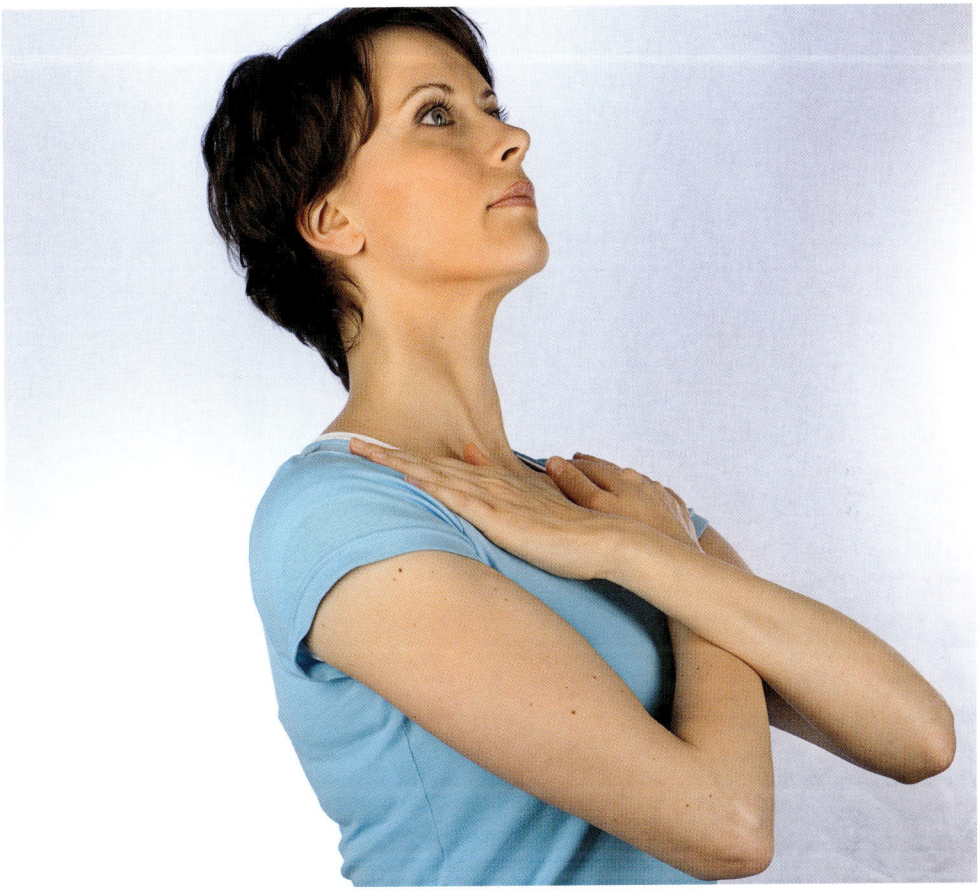

▲ Halten Sie sich aufrecht – kommen Sie wieder hoch.

55 Hochkommer

Aus der eingesunkenen Sitzhaltung richten Sie den Oberkörper nun wieder auf: Heben Sie das Brustbein nach vorne an und strecken Sie den Kopf nach oben (langen Nacken machen). Spannen Sie beide Schultern leicht nach hinten an, ebenso die Bauchmuskeln. Halten Sie diese Spannung. Wenn Sie das Becken leicht nach vorne kippen, können Sie den Oberkörper leichter aufrichten.

Diese Übungen zur Lockerung des Oberkörpers sind besonders für Schreibtischtäter geeignet. Überprüfen Sie täglich immer wieder Ihre Körperhaltung beim Sitzen und lockern Sie den Oberkörper und die Schultern durch gezielte Bewegungsübungen auf.

Selbsttest und Übungen

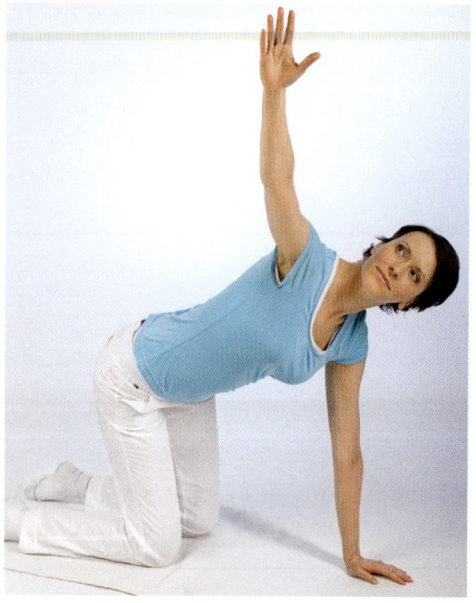

▲ Drehen Sie den Oberkörper mit der Handfläche nach oben gerichtet.

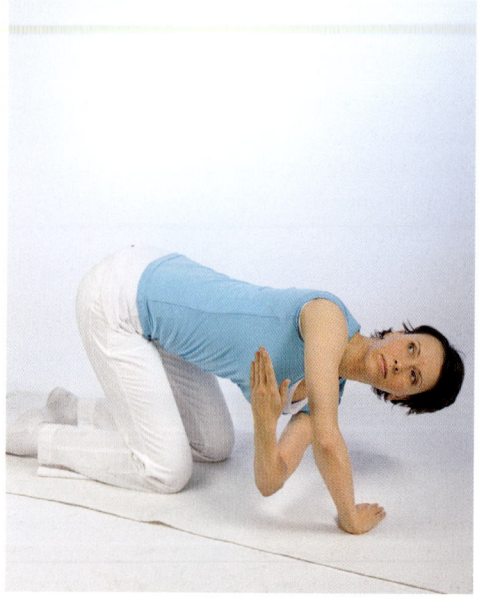

▲ Drehen Sie den Oberkörper mit der Hand nach unten.

56 Vierfuß-Dreher oben

Die Vierfüßlerposition eignet sich für Drehbewegungen sehr gut. Durch die vierfache Unterstützung des Oberkörpers (durch beide Arme und beide Beine) gleichen Sie Bewegungen gut aus und kontrollieren sie.

Im Vierfüßler-Stand führen Sie im Wechsel den rechten und linken Arm seitlich nach oben. Diese Bewegung kann so weit gehen, bis die Handinnenfläche zur Decke zeigt. Dabei drehen Sie den Oberkörper nach oben und die Wirbelgelenke sowie die Rippengelenke, werden mobilisiert.

57 Vierfuß-Dreher unten

Bewegen Sie im Vierfüßler-Stand wechselseitig einen Arm unter dem noch aufgestellten Arm hindurch. Dabei wird der Oberkörper nach unten innen gedreht.

wichtig

Verfolgen Sie die Bewegung mit den Augen, binden Sie den Kopf in die Drehbewegung mit ein. Auch hier darf kein Schmerz entstehen.

wichtig

Verfolgen Sie die Hand mit den Augen, drehen Sie den Kopf mit. So kontrollieren Sie diese Bewegung. Achten Sie darauf, dass sie nicht schmerzhaft ist.

Entspannen Sie sich

Entspannung funktioniert für jeden auf eine andere Art und Weise. Deshalb konzentrieren sich die hier angebotenen Übungen auf die Entspannung einer bestimmten Körperregion: der Lendenwirbelsäule. Im täglichen Leben bauen sich viele Spannungen über den Lendenwirbelbereich auf und beeinträchtigen die gesamte Körperhaltung – und damit letztlich auch die Kieferregion.

58 Wirbel-Entspanner

Durch die hochgelagerten Beine in Rückenlage kann das Becken leichter nach unten absinken und nimmt dabei auch die Lendenwirbelsäule mit. Diese Position bietet den Bandscheiben und den kleinen Wirbelgelenken eine neue Haltung an und hilft die zugehörigen Muskeln und Bänder zu entlasten.

In dieser 90/90-Position (Hüfte und Knie sind je zu 90° gebeugt) entspannen Sie Muskeln und Gelenke der Lendenwirbelsäule effektiv. Dabei können Sie auch andere Körperabschnitte leicht bewegen, z.B. indem Sie den Kopf nach rechts und links drehen, die Schultern hoch und runter bewegen (zum Kopf hoch ziehen – vom Kopf aus nach unten drücken) oder die Arme seitlich nach außen bewegen.

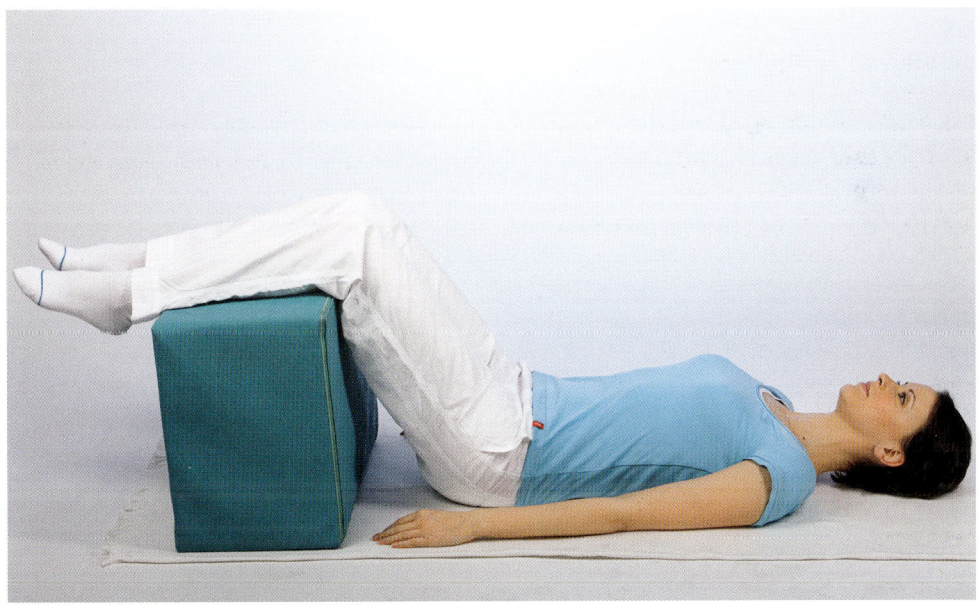

▲ Beine hoch! Die Lage auf dem Würfel entspannt die Wirbelsäule.

Selbsttest und Übungen

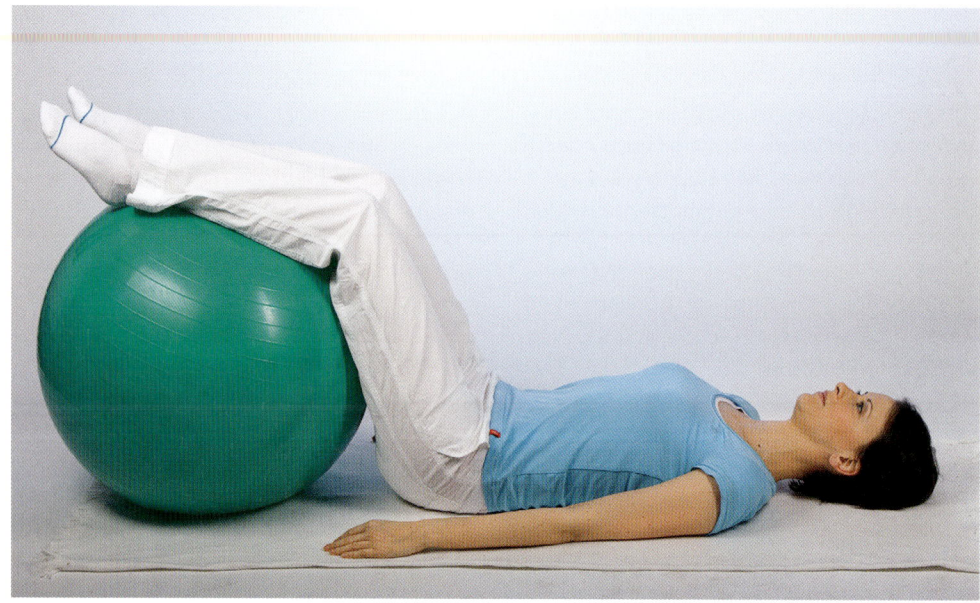

▲ Liegen die Beine auf dem Pezziball, sind sie beweglich.

59 Bein-Beweger

Wenn Sie Beine auf einem Pezziball lagern, können Sie auch die Beine bewegen. Ziehen Sie den Ball zur Hüfte (dabei die Beine im Knie anbeugen, ohne die Fersen vom Ball abzuheben), bewegen Sie die Beine auf dem Ball (mit dem Ball) nach rechts/links und drücken Sie abwechselnd mit einem Bein in den Ball (ohne die Hüfte und die Lendenwirbelsäule dabei vom Boden abzuheben).

TIPP

Wärme zuführen

Für zusätzliche Entspannung sorgt ein warmes Kirschkernkissen (z. B. in der Mikrowelle gewärmt). Dies legen Sie während der Übung mit dem Pezziball unter die Lendenwirbelsäule.

DEN GANZEN KÖRPER TRAINIEREN

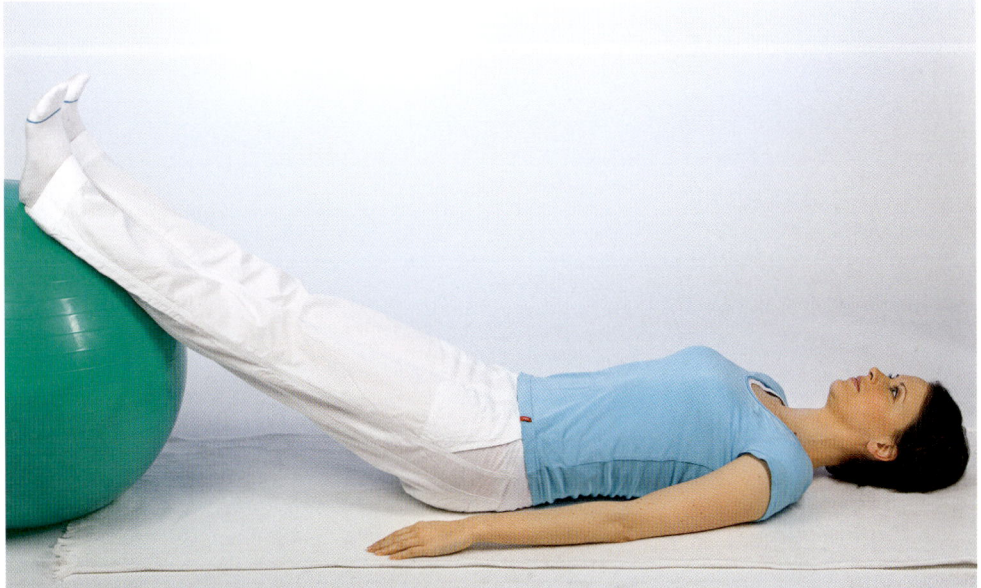

▲ Die Stufenlagerung mit langem Hebel stärkt die Lendenwirbelsäule.

60 Lendenwirbel-Hebel

Mit dieser Variante lassen sich Beinbewegungen stärker für die Lendenwirbelsäule nutzen. Schwingen Sie die Beine hin und her, von rechts nach links. Findet sie nun bei gestreckten Beinen statt, kann die Bewegung in der Lendenwirbelsäule weiter nach oben laufen.

wichtig

Bewegen Sie sich langsam und kontrolliert, ohne Schwung. Reduzieren Sie die Bewegungen zur Seite hin auf etwa zwei bis vier Zentimeter.

Anhang

Register

A
Anti-Knack nach vorn und hinten 81
Anti-Knack, Watteweicher 82
Anti-Knack zur Seite 80
Armpendel 95
Arthrose 12, 14, 17, 20, 41
Augenarzt 45
Augenflimmern 29

B
Ballhalter 76
Ballverdreher 76
Ballverschieber 77
Bauteile, Kiefergelenk 17
Behandlung
– physiotherapeutische 43
Bein-Beweger 106
Beinklapper 99
Bein-Oberkörper-Klapper 100
Bewegungsprüfung
– aktive 43

C
Cranio-Mandibuläre Dysfunktion 11

D
Diagnostik
– physiotherapeutische 43
Diskus (Faserknorpel) 18
Doppelsehen 29

E
Eigenübung 47
Entspannungsschiene 48
Exzentrikschiene 48

F
Fachdisziplin
– medizinische 15
Faktoren
– auslösende 14
– unterhaltende 14
Fragebogen 52
Funktion
– normal 17

G
Gebissschiene 48
Geldtransporter 71
Gelenkschmerzen 40
Gelenkschnappen 41
Gelenktechniken 47
Gesichtsmuskeln 17, 18, 71
Gesichtsschmerzen 26

H
Hals-im-Lot 90
Haltung-Zeiger 101
Handtuch-Gruß 93
Handtuchhalter
– links 92
– rechts 93
Handtuch-Kipper 94
Hängenlasser 102
Hans-guck-in-die-Luft 91
Heilmittelverordnung
– Krankengymnastik 43
– manuelle Therapie 43
HNO-Arzt 45
Hochkommer 103
Holzbeißer 66
Holzschieber 67

K
Kälteanwendung 87 ff.
Kaukraft 18
Kaumuskeln 18
Kieferdrücker 66
Kiefergelenk
– Aufbau 17 ff.
– Auswirkungen 10
– Entstehung Beschwerden 12 ff.
– Krankheitszeichen 11
– Mechanik 20
– Nachbarn 16
– Störung 10
– Symptome 11, 14, 24 ff.
Kieferschieber 65
Kieferwippe 67
Kinesiologie 49
Kinntacker 91
Kinnwackler
– hinterer 75
– linker 74
– rechter 73
– vorderer 73
Kloßgefühl, Hals 30
Knirscher-Schiene 48
Kopfschmerzen 26, 27
– Entstehung 27
– Formen 27
Körperhaltung 13, 31
Körperregionen 10
Krankengymnastik 43
Krankheitszeichen
– entfernt 11
– lokal 11

L
Lendenwirbel-Hebel 107
Luftballon-Halter 92

M
Michigan-Schiene 48
Mini-Plast-Schiene 48
Mund-auf-Kontrolleur 72
Mundbremse 65
Mundöffner
– Beidhändiger 78
– Einhändiger 78
Mundöffnung
– Auffälligkeiten 57
– Depression 20
– Mechanik 20
– Qualität 57
Mundschluss
– Auffälligkeiten 56
– Qualität 56
Mundwinkelheber
– äußerer 69
– Innerer 69
Mund-zu-Kontrolleur 74
Muskeln 17
– infrahyoidale 19
Muskelspannung 41
Muskeltechniken 47

N
Nacken 7, 14, 24, 27, 28, 33, 35, 38, 39, 56, 61, 62, 89, 90, 91, 92, 93, 103
Nerven 17
– N. facialis 17
– N. trigeminus 17
Neurologe 45

O
Oberkörper-Dreher
– links 102
– rechts 101
Ohr
– Probleme 10
Orthopäde 45

P
Parafunktionen 13
Physiotherapeuten 14
– Diagnose 43
– Therapie 43
Protrusion 20

R
Repositionierungsschiene 48
Retrusion 20
Rückschub, Kiefer 60

S

Schluckbeschwerden 30
Schmerzen 40
– Gelenk 40
– Gesicht 10
– Kopf 10
– Zähne 10
Schultern 10, 35, 56, 89, 95, 101, 102, 103, 105
Sehstörungen 10
Seiltrick 68
Seitausweichbewegung 20
Selbsttest 35
Stirnentspanner 70
Straffer-Bauchtrainer 98
– Intensiver 99
Stress 13, 31, 32
– Alarmphase 37
– Auswirkungen 37 ff.
– Durchhaltephase 37
– Erschöpfungsphase 38
Symptome
– Auge 29
– Hals 30
– Kiefer 24
– Kopf und Gesicht 26
– Nacken und Halswirbelsäule 28
– Ohr 28
– Zähne 25

T

Therapie
– Orthopäde 49
– Physiotherapie 46 f.
– Zahnarzt 47
Tinnitus 28
Triggerpunkt 49

U

Überbeanspruchung 12
Übungsbehandlung
– funktionelle 47
Übungsprogramm 47
Unterkiefer
– Rückschub 20
– Vorschub 20
Untersuchung
– Fachdisziplinen, andere 45
– Physiotherapeut 42
– Zahnarzt 41 f.

V

Veränderungen
– strukturelle 14
Verletzung
– direkte 12
Verletzungen

– direkte 12
Verschiebung
– seitliche 58
Vierfuß
– diagonaler 96
– seitlicher 97
Vierfuß-Dreher
– oben 104
– unten 104
Vorschub, Kiefer 59

W

Wärmeanwendung 88
Wirbel-Entspanner 105

Z

Zahlen 18
Zähne
– Stellung 41
Zentrikschiene 48
Zunge-Ecke
– oben-links 84
– oben-rechts 85
– unten-links 84
– unten-rechts 85
Zungenzieher links 86
Zungenzieher rechts 86
Zunge-Zahn auf Holz 83
Zunge-Zahn-Zuoberst 81
Zunge-Zahn-Zuunterst 82

Übungen

Anti-Knack nach vorn und hinten 81
Anti-Knack, Watteweicher 82
Anti-Knack zur Seite 80
Armpendel 95
Ballhalter 76
Ballverdreher 76
Ballverschieber 77
Bein-Beweger 106
Beinklapper 99
Bein-Oberkörper-Klapper 100
Geldtransporter 71
Hals-im-Lot 90
Haltung-Zeiger 101
Handtuch-Gruß 93
Handtuchhalter
– links 92
– rechts 93
Handtuch-Kipper 94
Hängenlasser 102
Hans-guck-in-die-Luft 91
Hochkommer 103
Holzbeißer 66

Holzschieber 67
Kieferdrücker 66
Kieferschieber 65
Kieferwippe 67
Kinntacker 91
Kinnwackler
– hinterer 75
– linker 74
Lendenwirbel-Hebel 107
Luftballon-Halter 92
Mund-auf-Kontrolleur 72
Mundbremse 65
Mundöffner
– beidhändiger 78
– einhändiger 78
Mundwinkelheber
– äußerer 69
– Innerer 69
Mund-zu-Kontrolleur 74
Oberkörper-Dreher
– links 102
– rechts 101
Seiltrick 68
Stirnentspanner 70
Straffer-Bauchtrainer 98
– Intensiver 99
Vierfuß
– diagonaler 96
– seitlicher 97
Vierfuß-Dreher
– oben 104
– unten 104
Wirbel-Entspanner 105
Zunge-Ecke
– oben-links 84
– oben-rechts 85
– unten-links 84
– unten-rechts 85
Zungenzieher links 86
Zungenzieher rechts 86
Zunge-Zahn auf Holz 83
Zunge-Zahn-Zuoberst 81
Zunge-Zahn-Zuunterst 82

Anhang

Fachliteratur

Bartrow K. **Physiotherapie am Kiefergelenk.** Stuttgart: Thieme; 2011

Bartrow K. **Untersuchen und Befunden in der Physiotherapie.** Heidelberg/Berlin: Springer; 2011

Berg van den F. **Angewandte Physiotherapie.** Bd. 4. Stuttgart: Thieme; 2003

Ratgeberliteratur

Biesinger E. **Tinnitus – Extra: Mit Klängen und Musik für besseres Hören.** Stuttgart: TRIAS; 2007 (Hörbuch)

Biesinger E. **Tinnitus: Endlich Ruhe im Ohr.** Stuttgart: TRIAS; 2007

Stelzenmüller W, Wiesner J. **Therapie von Kiefergelenkschmerzen.** Stuttgart: TRIAS; 2010

Feldmann H. **Tinnitus.** 2. Auflage. Stuttgart: TRIAS; 1998

Holzschuh A, Holzschuh R. **Endlich schmerzfrei! Heilung über die Wirbelsäule.** Stuttgart: TRIAS; 2009

Höfler H. **Entspannungstraining für Kiefer, Nacken, Schultern.** Stuttgart: Thieme; 2010

Larsen C, Larsen C. **Attraktiver aussehen durch richtige Körperhaltung – Annemarie Warnkross präsentiert Look@Yourself.** Stuttgart: TRIAS; 2009

Larsen C, Miescher B. **Aufrechter Nacken schmerzfrei und beweglich.** Stuttgart: TRIAS; 2009

Lichtenau B. **Feldenkrais – sich leicht und frei bewegen: Entspannter Nacken – bewegliche Schultern.** Stuttgart: TRIAS; 2008

Ehret-Wemmer D. **Typgerecht entspannen.** Stuttgart: Thieme; 2009 (Hörbuch)

Ohm D. **Stressfrei durch Progressive Relaxation.** 2. Aufl. Stuttgart: TRIAS; 2011

Sonntag R. **Blitzschnell entspannt. 100 verblüffend leichte Wege, stressige Alltagssituationen zu bewältigen.** Stuttgart: TRIAS; 2009

Peseschkian N, Peseschkian N. **Lebensfreude statt Stress – Anstöße – Übungen – orientalische Weisheiten.** Stuttgart: TRIAS; 2008

Taubert K. **Migräne ganzheitlich behandeln.** Stuttgart: TRIAS; 2006

Weinmann M. **Schmerzfrei durch Fingerdruck – 200 Akupressurpunkte gegen die häufigsten Beschwerden.** Stuttgart: TRIAS; 2009

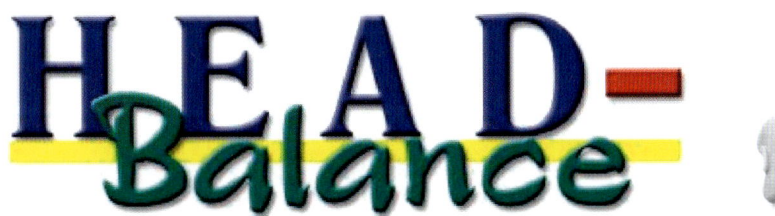 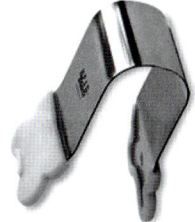

Das Mundübungsgerät „Head-Balance" wurde entwickelt, um die Muskulatur zu lockern und zum Teil zu stärken, die Kieferfehlstellungen und die Muskulatur wieder ins Gleichgewicht zu bringen. Die Druckverteilung ist genau zentriert, dadurch ist es auch für Prothesenträger geeignet. Dieses einzigartige Mundgymnastikgerät ist auch sehr empfehlenswert für einen gleichmäßigen Aufbau der Gesichts-, Nacken- und Rückenmuskulatur.

Es ist allgemein bekannt, dass alle Muskeln in einer Dynamik zusammenhängen. Dies bedingt automatisch, dass auch jede Muskelverspannung sich auf andere Körperteile übertragen und Schmerzen auslösen kann.

Durch Muskelverspannungen im Kiefer-, Nacken- und Kopfbereich können folgende Krankheitsbilder ausgelöst werden: Tinnitus, Neuralgien, Migräne, Spannungskopfschmerzen, Halswirbelfehlstellungen und Schwindel, usw…

Die Handhabung des „Head-Balance" ist einfach und wirkungsvoll: drei Übungsserien (eine Übungsserie = in sitzender Position, 10–15 Kaubewegungen mit Kopf gerade, 10–15 Kaubewegungen mit dem Kopf leicht nach rechts gedreht, 10–15 Kaubewegungen mit dem Kopf nach links gedreht morgens und abends) zwei Monate lang sind nötig, um das Gleichgewicht herzustellen. Zwischen jeder Serie ist eine Pause von ca. 1 Minute einzuhalten.

Ein willkommener Nebeneffekt ist eine Faltenreduktion durch eine bessere Durchblutung und Straffung der Gesichtsmuskulatur. Die Übungen sollten über eine längere Zeit durchgeführt werden.

Ausgezeichnet 2005 mit der Goldmedaille durch Concours Lépine (alteingesessenes intern. Institut für Neuentwicklungen) und 2007 von der Société Française de la médecine du Sport.

Alfred Pfennig, Heilpraktiker

Kl. Homöopathie, WS-Therapie · Info, Beratung und Bestellung
Tel. 07841/709571 · Fax: 07841/709426
E-Mail: info@naturheilpraxis-pfennig.de · Webseite: www.head-balance.com

Impressum

Bibliografische Information der Deutschen Nationalbibliothek
Die Deutsche Nationalbibliothek verzeichnet diese Publikation in der Deutschen Nationalbibliografie; detaillierte bibliografische Daten sind im Internet über http://dnb.dnb.de abrufbar.

Programmplanung: Sibylle Duelli, Alke Rockmann
Redaktion: Sabine Josten
Bildredaktion: Christoph Frick
Umschlaggestaltung und Layout:
CYCLUS Visuelle Kommunikation, Stuttgart

Umschlagfoto vorn, hinten: Dominique Loenicker, abgebildetes Produkt: Nussknacker „Cracky" der Firma Odin
Fotos im Innenteil: Holger Münch, Stuttgart
Die abgebildeten Personen haben in keiner Weise etwas mit der Krankheit zu tun.
Zeichnungen: Holger Vanselow, Stuttgart

1. Auflage
© 2012 TRIAS Verlag in MVS Medizinverlage Stuttgart GmbH & Co. KG
Oswald-Hesse-Straße 50, 70469 Stuttgart

Printed in Germany

Repro: Repro Ludwig – Prepress & Multimedia GmbH, Zell am See
Satz: CYCLUS Media Produktion, Stuttgart
gesetzt in: Adobe Indesign CS5
Druck: Grafisches Centrum Cuno, Calbe

Gedruckt auf chlorfrei gebleichtem Papier

ISBN 978-3-8304-6069-5   1 2 3 4 5 6

Auch erhältlich als E-Book:
eISBN (PDF) 978-3-8304-6070-1
eISBN (ePub) 978-3-8304-6536-2

Wichtiger Hinweis: Wie jede Wissenschaft ist die Medizin ständigen Entwicklungen unterworfen. Forschung und klinische Erfahrung erweitern unsere Erkenntnisse, insbesondere was Behandlung und medikamentöse Therapie anbelangt. Soweit in diesem Werk eine Dosierung oder eine Applikation erwähnt wird, darf der Leser zwar darauf vertrauen, dass Autoren, Herausgeber und Verlag große Sorgfalt darauf verwandt haben, dass diese Angabe dem Wissensstand bei Fertigstellung des Werkes entspricht, jedoch kann vom Verlag keine Gewähr übernommen werden.
Jeder Benutzer ist angehalten, durch sorgfältige Prüfung der Beipackzettel der verwendeten Präparate und gegebenenfalls nach Konsultation eines Spezialisten festzustellen, ob die dort gegebene Empfehlung für Dosierungen oder die Beachtung von Kontraindikationen gegenüber der Angabe in diesem Buch abweicht. Eine solche Prüfung ist besonders wichtig bei selten verwendeten Präparaten oder solchen, die neu auf den Markt gebracht worden sind. Jede Dosierung oder Applikation erfolgt auf eigene Gefahr des Benutzers. Autoren und Verlag appellieren an jeden Benutzer, ihm etwa auffallende Ungenauigkeiten dem Verlag mitzuteilen.
Die Ratschläge und Empfehlungen dieses Buches wurden vom Autor und Verlag nach bestem Wissen und Gewissen erarbeitet und sorgfältig geprüft. Dennoch kann eine Garantie nicht übernommen werden. Eine Haftung des Autors, des Verlags oder seiner Beauftragten für Personen-, Sach- oder Vermögensschäden ist ausgeschlossen.
Geschützte Warennamen (Warenzeichen) werden nicht besonders kenntlich gemacht. Aus dem Fehlen eines solchen Hinweises kann also nicht geschlossen werden, dass es sich um einen freien Warennamen handelt.
Das Werk, einschließlich aller seiner Teile, ist urheberrechtlich geschützt. Jede Verwertung außerhalb der engen Grenzen des Urheberrechtsgesetzes ist ohne Zustimmung des Verlags unzulässig und strafbar. Das gilt insbesondere für Vervielfältigungen, Übersetzungen, Mikroverfilmungen und die Einspeicherung und Verarbeitung in elektronischen Systemen.

SERVICE

Liebe Leserin, lieber Leser,

hat Ihnen dieses Buch weitergeholfen? Für Anregungen, Kritik, aber auch für Lob sind wir offen. So können wir in Zukunft noch besser auf Ihre Wünsche eingehen. Schreiben Sie uns, denn Ihre Meinung zählt!

Ihr TRIAS Verlag
E-Mail Leserservice: heike.schmid@medizinverlage.de
Lektorat TRIAS Verlag, Postfach 30 05 04, 70445 Stuttgart, Fax: 0711 89 31-748

Editorial

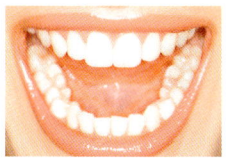

Liebe Leserinnen und Leser,

wer mit gesunden Zähnen lebt, hat gut lachen. Und das nicht nur, weil gepflegte Zähne schöner aussehen und langwierigen Zahnarztbehandlungen vorbeugen, sondern auch aus einem anderen Grund: Wie es um den Zustand unserer Mundgesundheit bestellt ist, hat einen wesentlichen Einfluss auf die Gesundheit unseres ganzen Körpers.

In der medizinischen Forschung ist die Frage danach, welche konkreten Wechselwirkungen zwischen Mund- und Allgemeingesundheit bestehen und wie sie zustande kommen, von höchster Brisanz. Weltweit bringen wissenschaftliche Studien neue Erkenntnisse zu diesem Thema. In dieser Broschüre möchten wir Ihnen den aktuellen Stand der Forschung auf diesem Gebiet vorstellen und zeigen, welche Bedeutung die Ergebnisse für die Prävention haben.

Was die Bundeszahnärztekammer und Colgate verbindet, ist vor allem das gemeinsame Interesse, die Mundgesundheit in Deutschland nachhaltig zu verbessern. Bedenkt man, welche Auswirkungen Erkrankungen im Mund auf den ganzen Körper haben, kommt gesunden Zähnen und gesundem Zahnfleisch eine weitreichende Bedeutung zu. Mit der Herausgabe dieser Broschüre möchten wir deshalb – neben der Darstellung des neuesten Forschungsstandes – auch für das Thema Prophylaxe sensibilisieren und zu aktiver Vorsorge motivieren. Denn während der Kariesbefall in den letzten Jahren sichtbar abgenommen hat, lassen sich bei Erkrankungen des Zahnfleisches und des Zahnbettes, der so genannten Parodontitis, keine wesentlichen Veränderungen beobachten. Und das, obwohl es gerade in der Zahn-, Mund- und Kieferheilkunde wie in keinem anderen Bereich der Medizin möglich ist, Erkrankungen vorzubeugen bzw. sie früh zu erkennen und ihre Verschlimmerung zu verhindern. Mit der richtigen Prophylaxe kann jeder das Erkrankungsrisiko durch Karies und Parodontitis deutlich mindern. Und damit Risikofaktoren für Allgemeinerkrankungen verringern.

Jim Shoultz
Colgate-Palmolive

Dr. Dietmar Oesterreich
Bundeszahnärztekammer

An jedem Zahn hängt ein Mensch

In den Zahnarztpraxen vollzieht sich seit einigen Jahren ein Umdenken. Neben der bewährten Rekonstruktion kariöser Zahnschäden und der Behandlung von Parodontalerkrankungen steht immer mehr die globale Gesundheit unserer Patienten im Mittelpunkt. Schließlich zeigen Erkenntnisse aus wissenschaftlichen Untersuchungen der letzten Jahre, dass die Mundgesundheit in enger **Wechselwirkung mit der Gesundheit des gesamten Körpers** steht. So können Erkrankungen des Körpers in einem frühen Stadium bereits in der Mundhöhle erkannt werden. Darüber hinaus können entzündliche Erkrankungen in der Mundhöhle, wie eine Parodontitis, offenbar das Risiko für bestimmte Allgemeinerkrankungen verstärken. Einige Beispiele sollen diese Wechselwirkungen zwischen der Mundgesundheit und der allgemeinen Gesundheit illustrieren:

Auslöser für schwerwiegende Erkrankungen sind oft Entzündungsherde im Körper. Je nach Altersgruppe befinden sich bei 45 bis 65 Prozent der Erwachsenen solche Entzündungsherde in der Mundhöhle am Zahnhalteapparat (Parodontitis). Diese Entzündungen machen sich durch Rötung, Schwellung sowie blutendes Zahnfleisch bei schon leichtester Berührung bemerkbar. Dabei können über die Blutbahn Bakterien, Bakteriengifte oder Botenstoffe aus der Mundhöhle in vom eigentlichen Entzündungsursprung weit entfernte Regionen des Körpers vordringen und dort zu Reaktionen führen, die entweder weitere Erkrankungen hervorrufen oder bereits vorhandene Erkrankungen begünstigen und verstärken. So wird beispielsweise darüber diskutiert, inwieweit eine Parodontitis z. B. das Herzinfarkt- und Schlaganfallrisiko erhöhen kann. Bei schwangeren Frauen besteht ein auffälliger Zusammenhang zwischen Erkrankungen des Zahnhalteapparates und der Frühgeburtenrate sowie einem geringen Geburtsgewicht. Fast jeder schlecht eingestellte Diabetiker hat zusätzlich mit einer Entzündung des Zahnhalteapparates zu kämpfen. Akute oder chronische Atemwegserkrankungen scheinen nicht selten von Bakterien auszugehen, die eigentlich ausschließlich für Entzündungen des Zahnbettes verantwortlich gemacht werden.

Umgekehrt haben viele Allgemeinerkrankungen deutliche Auswirkungen auf die Mundhöhle und verstärken das Risiko für Karies und Zahnbetterkrankungen. Werden solche Erkrankungen erkannt, sollte dringend auch ein Zahnarzt hinzugezogen und eine entsprechende Therapie durchgeführt werden, um weitere Folgeschäden und negative Wechselwirkungen zu vermeiden.

Nicht zuletzt beeinflusst auch unsere Lebensweise die Mundgesundheit. So sind zum Beispiel Raucher in hohem Maße gefährdet, an einer Parodontitis zu erkranken. Sowohl der Schweregrad der Parodontitis als auch das Risiko, Zähne zu verlieren, sind bei ihnen im Vergleich zu Nichtrauchern deutlich erhöht. Da bei Rauchern Entzündungsanzeichen, wie Zahnfleischbluten, unter-

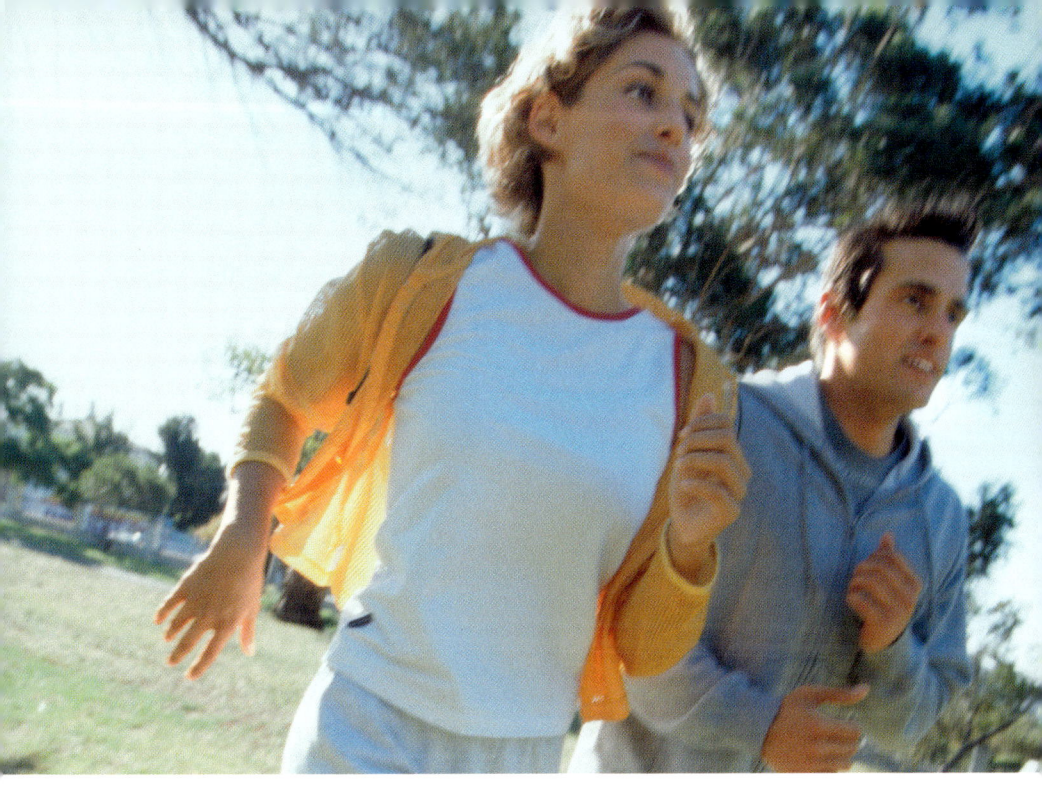

drückt werden und häufig fehlen, wird diese Erkrankung in vielen Fällen erst spät entdeckt. Wenn auf das Rauchen verzichtet wird, sind die Erfolgsaussichten für die Behandlung genauso gut wie bei Nichtrauchern. Neue wissenschaftliche Erkenntnisse haben deutlich gemacht, dass enge Wechselbeziehungen zwischen allgemeinen Erkrankungen und Erkrankungen in der Mundhöhle bestehen. Die Entfernung erkrankter Zähne sollte möglichst vermieden werden. Vielmehr ist es in der Regel möglich, mittels zahnerhaltender Maßnahmen die Entzündungsherde zu therapieren. Mit einer ausreichenden täglichen Mundhygiene, gestützt durch die professionelle Zahnreinigung und regelmäßige Kontrollbesuche beim Zahnarzt, **lassen sich Karies und Zahnfleischerkrankungen deutlich mindern.** Möglicherweise tragen diese Maßnahmen aber auch zum Erhalt der allgemeinen Gesundheit bei. Leiden Patienten bereits an Allgemeinerkrankungen, könnte der Krankheitsverlauf durch gesunde Mundverhältnisse günstig beeinflusst werden. Zahnärzte sind damit Fachärzte für Mundgesundheit mit einem breiten Dienstleistungsangebot zum Nutzen unserer Patienten, die an ihren Zähnen hängen.

Prof. Dr. Michael Noack, Universität zu Köln

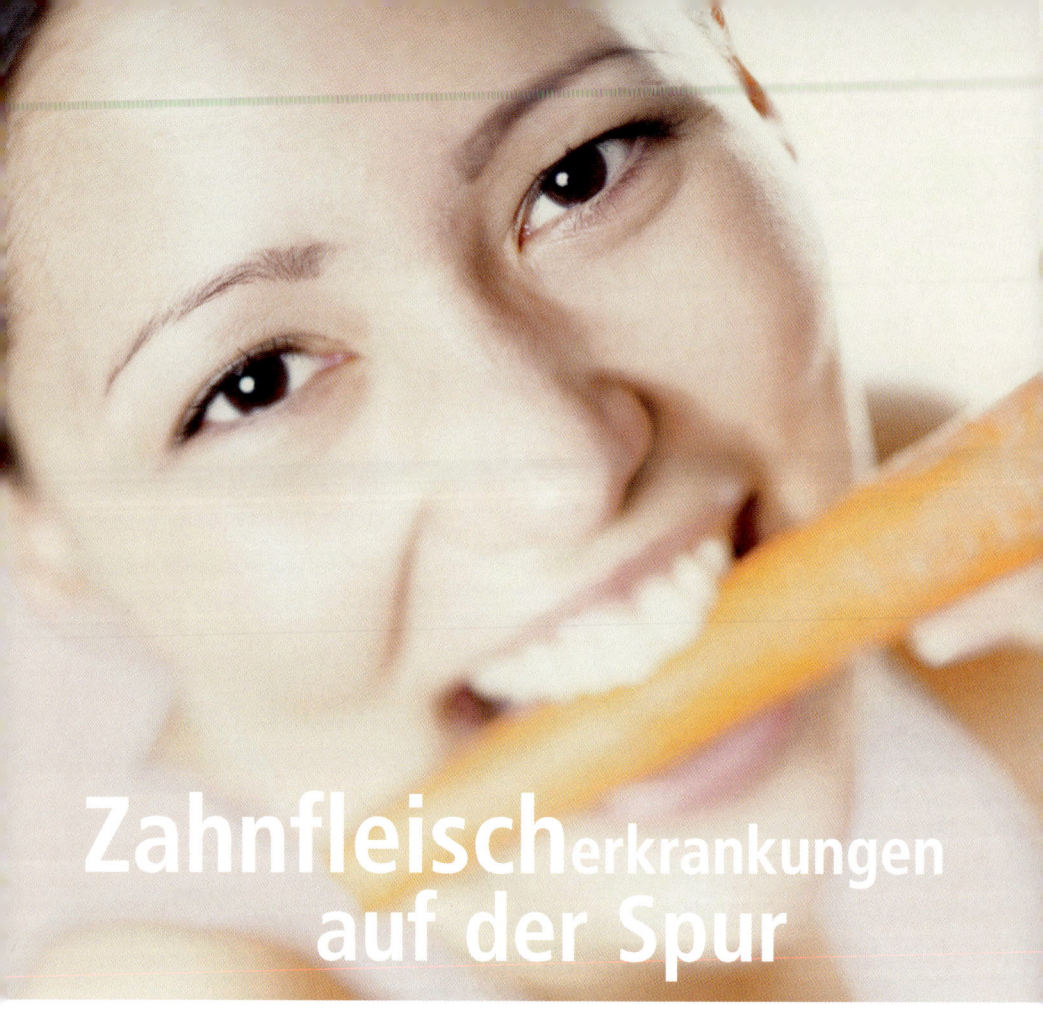

Zahnfleischerkrankungen auf der Spur

Sie tut nicht weh, ist kaum sichtbar und dennoch eine große Gefahr für Mund und Organismus: die Zahnbettentzündung, auch Parodontitis genannt. Hinter diesem Begriff verbirgt sich das, was im Volksmund oft fälschlicherweise als Parodontose bezeichnet wird. Fälschlicherweise, weil die Endung -ose eine normale, zum Beispiel altersbedingte Veränderung beschreibt, es sich bei der Parodontitis jedoch um eine Entzündung des Gewebes handelt, die durch Bakterien hervorgerufen wird.

Parodontitis

Bei rund 80 Prozent der Deutschen aller Altersgruppen – so die Deutsche Gesellschaft für Parodontologie – ist das Zahnfleisch entzündet. Bei 45 bis 65 Prozent der Erwachsenen haben sich sogar schon Zahnfleischtaschen gebildet und eine Parodontitis ist entstanden. Wie aber kommt es zu einer Parodontitis?

Alle Menschen leben mit einer Vielzahl von **Bakterien im Mund.** Die überwiegende Mehrheit von ihnen ist harmlos, doch einige wenige können bei mangelnder Mundhygiene äußerst aggressiv werden. Sie bilden am Zahnfleischrand und auf der Zahnoberfläche einen klebrigen Zahnbelag, die so genannte **Plaque.** Wird sie nicht regelmäßig entfernt, produzieren die in ihr enthaltenen Bakterien Stoffe, die für das Zahnfleisch schädlich sind. Bakterielle Enzyme, Toxine und Antigene greifen dabei das Zahnfleisch an und verursachen entzündliche Prozesse, die mit dem Fachbegriff **Gingivitis** bezeichnet werden. Dabei kommt es zu Schwellungen, Rötungen und Zahnfleischbluten. Veränderungen, die als Warnzeichen bewertet werden sollten: Hier wird eine zahnärztliche Behandlung nötig.

> **Der Feind des gesunden Mundes: Die Zigarette**
> *Bei Rauchern ist das Risiko für eine Parodontitis im Vergleich zu Nikotinabstinenzlern dreimal so hoch. Auf Raucherzahnfleisch und -zähnen bleibt Zahnbelag mit giftigen Stoffwechselprodukten weitaus beharrlicher haften.*
> *Doch damit nicht genug: Der Zigarettenkonsum verringert auch die Durchblutung und damit die Abwehrkraft des Zahnfleisches.*

Unterbleibt eine regelmäßige gründliche Entfernung der Plaque und wird die Gingivitis nicht richtig behandelt, kann die Entzündung in tiefere Schichten des Zahnhalteapparates vordringen und eine **Parodontitis,** also eine Erkrankung des Zahnbettes, verursachen. Zwischen Zahn und Zahnfleisch entstehen dabei so genannte Zahnfleischtaschen, die zwischen 4 und 12 Millimeter tief sein können. In sie dringen Bakterien weiter vor und zerstören das Bindegewebe und den Kieferknochen. Sind Teile des Kieferknochens zerstört, finden die Zähne keinen Halt mehr, sie beginnen zu wackeln und können ausfallen. Bei einer Parodontitis entsteht zwischen Zahnfleisch und der Zahnwurzel eine von außen nicht sichtbare Wunde, die den Bakterien die Tür in den Blutstrom öffnet. Die Folge: Die Bakterien aus der Mundhöhle können auch an andere Stellen des Körpers gelangen und dort möglicherweise Entzündungen auslösen oder **schwere Allgemeinerkrankungen** begünstigen.

In einer großen Zahl der Fälle ist mangelnde Zahnpflege der Grund für die Entstehung einer Parodontitis. Daneben beeinflussen allerdings noch weitere Faktoren die Mundgesundheit – etwa allgemeine Erkrankungen (zum Beispiel Diabetes), ein geschwächtes Immunsystem und nicht zuletzt das Rauchen.

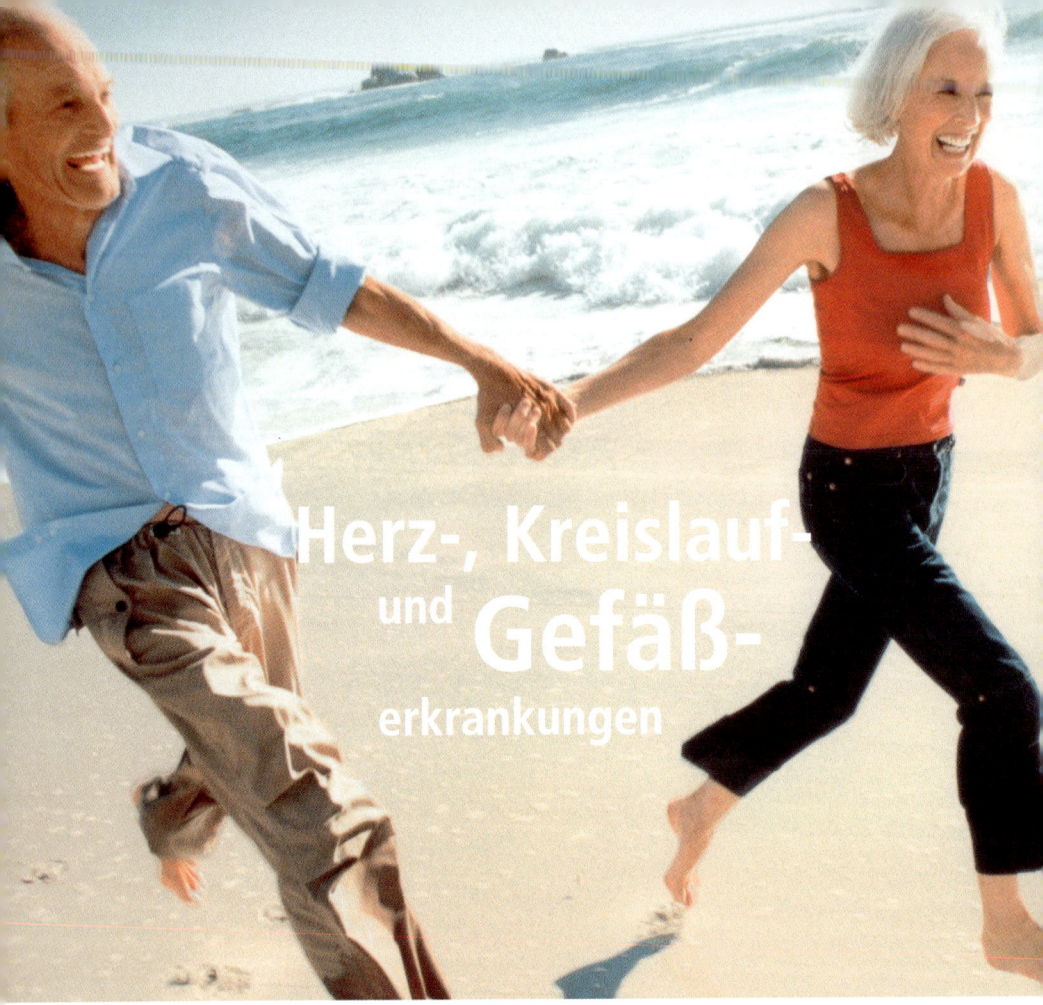

Herz-, Kreislauf- und Gefäß- erkrankungen

Bewegung, gesunde Ernährung, Verzicht aufs Rauchen – all das sind vorbeugende Maßnahmen, um das Risiko für Herz-, Kreislauf- und Gefäßerkrankungen zu verringern. Doch wenn sich die Vermutung bestätigt, dass ein direkter Zusammenhang zwischen parodontaler Gesundheit und koronarer Herzkrankheit (KHK) besteht, könnten weitere Vorbeugemaßnahmen hinzukommen: Parodontitistherapie und die professionelle Zahnreinigung. Untersuchungen scheinen zumindest darauf hinzudeuten, dass eine Parodontitis ein ebenso großer Risikofaktor für koronare Herzkrankheiten ist wie erhöhte Blutfettwerte, Bluthochdruck oder Übergewicht.

Herz-, Kreislauf- und Gefäßerkrankungen

Wie in vielen anderen Industrieländern stehen auch in Deutschland die Erkrankungen des Herz-Kreislauf-Systems an oberster Stelle der Todesursachen. Die Ursachen für arterielle Verschlusskrankheiten, wie Herzinfarkt oder Schlaganfall, sind Veränderungen der Gefäßinnenwände durch Anlagerung von Lipiden und Einwanderung von Muskel- und Bindegewebszellen in die innere Schicht der Arterienwand. Eine Vielzahl von Risikofaktoren sind bekannt geworden z. B. Rauchen, Diabetes mellitus, Alkoholmissbrauch und Übergewicht. Einen weiteren Risikofaktor scheinen chronische Entzündungen bzw. chronische Infektionen darzustellen. In diesem Zusammenhang wird das Eindringen von Bakterien oder Bakterientoxinen in die Blutbahn diskutiert, was als **Bakteriämie** bezeichnet wird.

> **Koronare Herzerkrankung (KHK)**
> *Sammelbegriff für Erkrankungen, deren Ursache eine Verengung der Herzkranzgefäße ist.*

In einigen Untersuchungen an chirurgisch entfernten arteriosklerotisch veränderten Gefäßen konnten bestimmte Bakterien isoliert werden, die an nicht erkrankten Gefäßen nicht nachzuweisen sind. Hierzu gehören neben Erregern von akuten oder chronischen Atemwegserkrankungen und Bakterien, die bei der Entstehung von Magengeschwüren beteiligt sind, auch Bakterien, die normalerweise ausschließlich in entzündeten parodontalen Taschen vorkommen und für die Entstehung einer **Parodontitis** verantwortlich sind. Ob hierbei die in die Blutbahn eingedrungenen Bakterien die Ursache für die Veränderungen in den Arterien sind oder Veränderungen an der Arterieninnenwand dazu führen, dass sich die Bakterien dort anlagern, ist nicht geklärt. Sicher ist nur, dass Bakterien aus entzündeten und blutenden Zahnfleischtaschen in die Blutbahn geraten, wo sie nicht hingehören.

> **Arteriosklerose**
> *Arterienverkalkung, die zur Einengung der Gefäße und infolgedessen zu einer Mangeldurchblutung z. B. des Herzens führt.*

Ein weiteres Indiz dafür, dass eine **Wechselbeziehung zwischen KHK und Parodontitis** zu bestehen scheint, ist das Ergebnis von Verlaufsstudien, in denen Patienten, die an einer Parodontitis litten, ein bis zu 1,7fach höheres Risiko für eine KHK hatten.

Allerdings steht ein endgültiger Beweis noch aus, ob eine Parodontitis einen direkten Einfluss auf die Entstehung von Herz-Kreislauf-Erkrankungen hat, oder ob es sich nur um eine Wechselbeziehung über gemeinsame Risikofaktoren handelt.

Wenn die Parodontitis einen solchen Einfluss besitzt, könnte durch eine regelmäßig durchgeführte PZR möglicherweise sogar das Herz-Kreislauf-Risiko verringert werden.

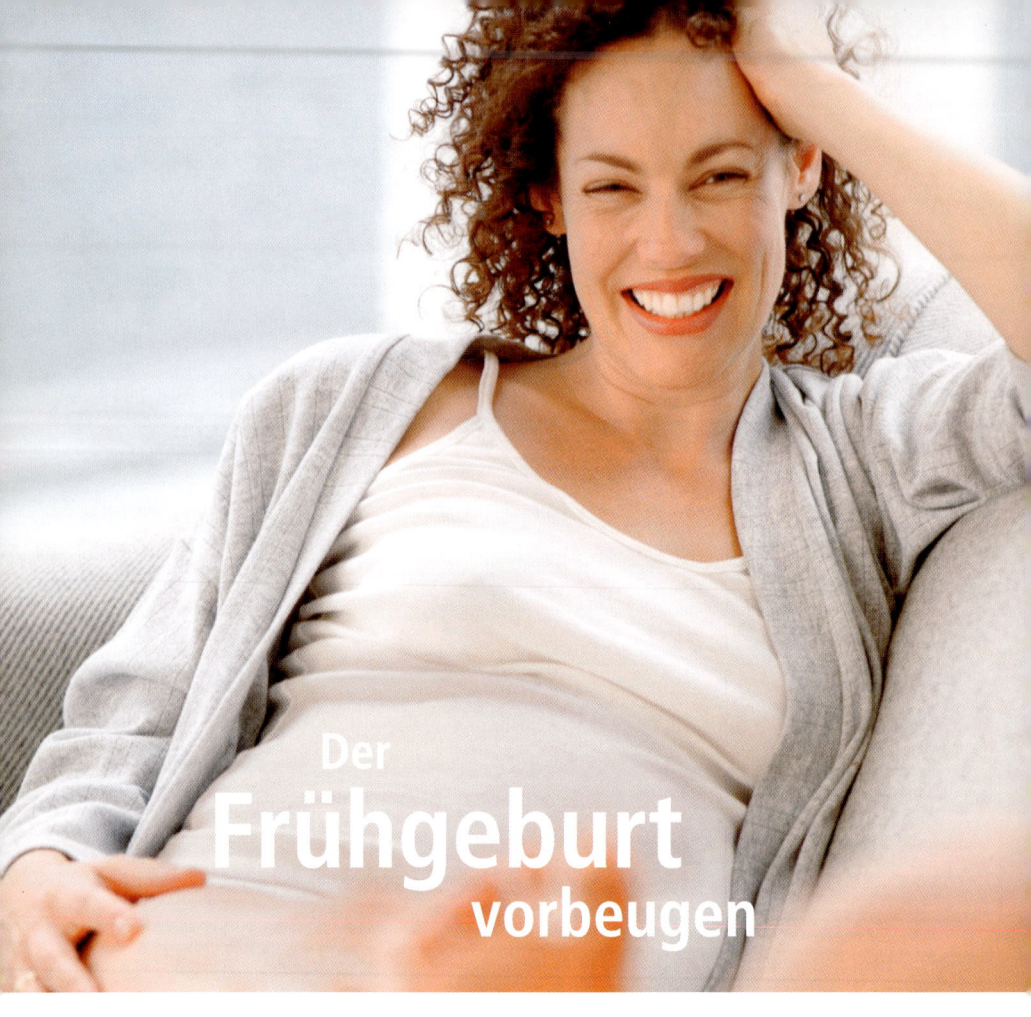

Der Frühgeburt vorbeugen

In den USA kommt etwa jedes zehnte Kind zu früh auf die Welt; in Deutschland liegt die Frühgeburtenrate bei 6 bis 8 Prozent. Trotz medizinischer Fortschritte und verbesserter Schwangerschaftsvorsorge hat sich an dieser Tatsache seit Jahren nicht viel geändert. Worin liegen also die Ursachen? Zu den bekanntesten Risikofaktoren für eine Frühgeburt zählen sicher Rauchen und Alkoholgenuss während der Schwangerschaft. Dass aber auch eine bakteriell ausgelöste Entzündung in der Gebärmutter und sogar Entzündungen in anderen Körpergeweben, wie eine Erkrankung des Zahnbettes, die Schwangerschaft beeinflussen können, wird erst in den letzten Jahren in Fachkreisen diskutiert. Studien amerikanischer Mediziner haben gezeigt: Bei Frauen mit unbehandelter Zahnbetterkrankung ist das Risiko einer Frühgeburt um mehr als das Siebenfache erhöht.

Komplikationen bei der Schwangerschaft

Nach neueren Erkenntnissen sind überwiegend **bakterielle Infektionen in der Gebärmutter** der Auslöser für eine Frühgeburt. Als Reaktion auf eine solche Infektion produzieren das Immunsystem und die beteiligten Gewebe so genannte Entzündungsmediatoren (Prostaglandine und Interleukine). Sie aktivieren die körpereigenen Abwehrmechanismen und können sowohl eine vorzeitige Wehentätigkeit als auch einen Sprung der Fruchtblase auslösen. In Verbindung mit einer verfrühten Erweichung des Muttermundes – auch durch eine bakterielle Infektion herbeigeführt – kann es dadurch zu einer Frühgeburt kommen.

In den USA weisen heute Studien darauf hin, dass auch eine **Parodontitis** – eine Entzündung in einem von der Gebärmutter sehr viel weiter entfernten Bereich des Körpers – den Schwangerschaftsverlauf verkürzen und damit das Geburtsgewicht von Neugeborenen beeinflussen kann. Prof. Steven Offenbacher von der Universität Chapel Hill in North Carolina, USA, hat den Gesundheitszustand des Zahnhalteapparates von Frauen innerhalb von drei Tagen, nachdem sie ein Kind vorzeitig zur Welt gebracht hatten, untersucht. Bekannte **Frühgeburtsrisiken** wie Rauchen, Alkohol- und Drogenkonsum, Schwangerschaftsvorsorgeuntersuchungen, vorangegangene Schwangerschaften, Infektionen des Genitaltraktes und Ernährungsfehlverhalten wurden in die statistische Auswertung mit einbezogen. Unter Berücksichtigung all dieser bekannten Risikofaktoren zeigte sich, dass eine unbehandelte Parodontitis das Risiko einer Frühgeburt um das 7,5fache erhöhte.

Daten aus weiteren Laboruntersuchungen stützen diese Ergebnisse. So konnte nachgewiesen werden, dass bei Müttern, die untergewichtige und zu früh geborene Kinder zur Welt gebracht hatten, eine größere Menge der **Entzündungsmediatoren** Prostaglandin und Interleukin in der entzündeten Zahnfleischtasche vorhanden war als bei Frauen, die normalgewichtige Kinder geboren haben.

Inwieweit eine Parodontitis Auswirkungen auf den Schwangerschaftsverlauf haben kann, lässt sich derzeit nur vermuten. Fachleute nehmen an, dass entweder Bakterien aus blutenden Zahnfleischtaschen oder Giftstoffe, die von diesen Bakterien produziert werden, in die Blutbahn geraten und so zu weit entfernten Geweben des Körpers gelangen: Ist gleichzeitig die körpereigene Abwehr geschwächt, kann es zu den oben beschriebenen Wechselwirkungen kommen.

> *Im Idealfall sollte eine Parodontitisprophylaxe beziehungsweise -therapie bereits vor einer geplanten Schwangerschaft oder spätestens zu Beginn der Schwangerschaft in Absprache mit dem Gynäkologen erfolgen. Auch während der Schwangerschaft ist es die Aufgabe des Zahnarztes, werdende Mütter in regelmäßigen Abständen zu untersuchen, um entzündliche Zahnfleischerkrankungen frühzeitig zu erkennen und zu behandeln.*

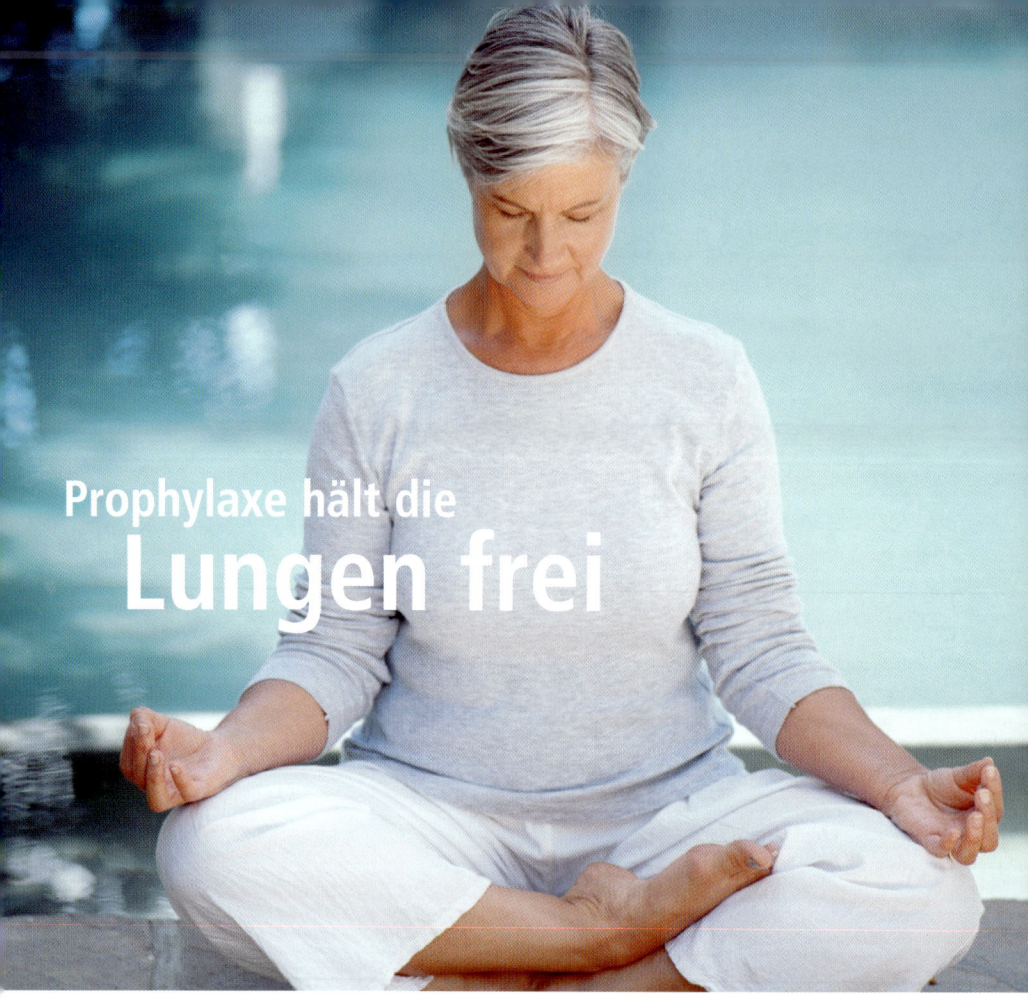

Prophylaxe hält die Lungen frei

Tief durchatmen tut gut und entspannt, solange die Atemwege gesund sind. Beeinträchtigt werden kann ihre Gesundheit jedoch durch verschiedene Risikofaktoren, zu denen auch die Bakterien des Zahnbelags zählen. Vor allem die Keime, die für Zahnfleischentzündungen (Gingivitis) und Zahnbetterkrankungen (Parodontitis) verantwortlich sind, können eine chronische oder akute Erkrankung der Atemwege auslösen. Besonders anfällig scheinen ältere Menschen und bettlägerige Patienten zu sein. Denn um ihre Mundhygiene ist es häufig schlecht bestellt, ihr Immunsystem ist geschwächt. Mit gezielten Maßnahmen lassen sich diese Folgeerkrankungen jedoch weitgehend vermeiden und die Lungenfunktion kann erhalten werden.

Atemwege

Bei gesunden Menschen mit intaktem Immunsystem tritt eine Lungenentzündung nur sehr selten auf. Ist die Allgemeingesundheit jedoch geschwächt, können Bakterien, Viren und Pilze eine Lungenentzündung auslösen.

Gelangen Bakterien bei Menschen mit einer geschwächten Abwehr aus dem Nasen-Rachen-Raum oder der Mundhöhle in die Lunge, können sie dort nicht mehr bekämpft werden. Die Folge: eine **Infektion der Atemwege.** Das Risiko einer solchen Erkrankung steigt, wenn Schadstoffe wie Zigarettenrauch, Staub oder Gase, in die Lunge gelangen und deren Selbstreinigungsfunktion sowie das Immunsystem beeinträchtigen. Die Folgen: chronische Bronchitis, Lungenemphysem oder Lungenentzündung.

Neuer ist die Erkenntnis, dass auch Bakterien aus dem Zahnbelag und aus den Zahnfleischtaschen für eine Lungenentzündung verantwortlich sein können.

Bestätigt wurde der Zusammenhang zwischen Mundgesundheit und Atemwegserkrankungen in zwei umfangreichen Untersuchungen in den USA. Das Ergebnis der ersten Studie: Patienten mit chronischen Atemwegserkrankungen wiesen eine schlechtere Mundhygiene, mehr Zahnstein und mehr erkrankte Zähne auf als Patienten ohne Atemwegserkrankungen.

> **Lungenemphysem**
> Überdehnung des Lungengewebes mit nicht mehr wiederherstellbarer Zerstörung der Lungenbläschen und Trennwände.

Die Ergebnisse der zweiten Studie, in der die Wechselbeziehung von parodontalem Knochenabbau und chronischen Atemwegserkrankungen untersucht wurde, bestätigt diese Wechselwirkung: Je größer der Verlust des Kieferknochens aufgrund einer Parodontitis, desto stärker die Beeinträchtigung der Lungenfunktion bei Patienten mit einer chronischen Bronchitis.

Bei Rauchern ist das Risiko besonders groß. Denn Rauchen schränkt zum einen die Lungenfunktion ein, zum anderen steigert es die Gefahr, an einer Parodontitis zu erkranken. Aber auch Patienten auf einer Intensivstation, in Pflegeheimen oder einer Rehabilitationsklinik für Alterserkrankungen sind besonders betroffen. Untersuchungen haben gezeigt, dass gerade dort schlechte Mundhygiene-Verhältnisse herrschen und gleichzeitig eine besondere Anfälligkeit für Lungenentzündungen vorliegt.

Doch auch bei diesen Patienten können gezielte **Prophylaxemaßnahmen** zu einer Verhinderung von Atemwegserkrankungen beitragen und die Lebensqualität entsprechend steigern.

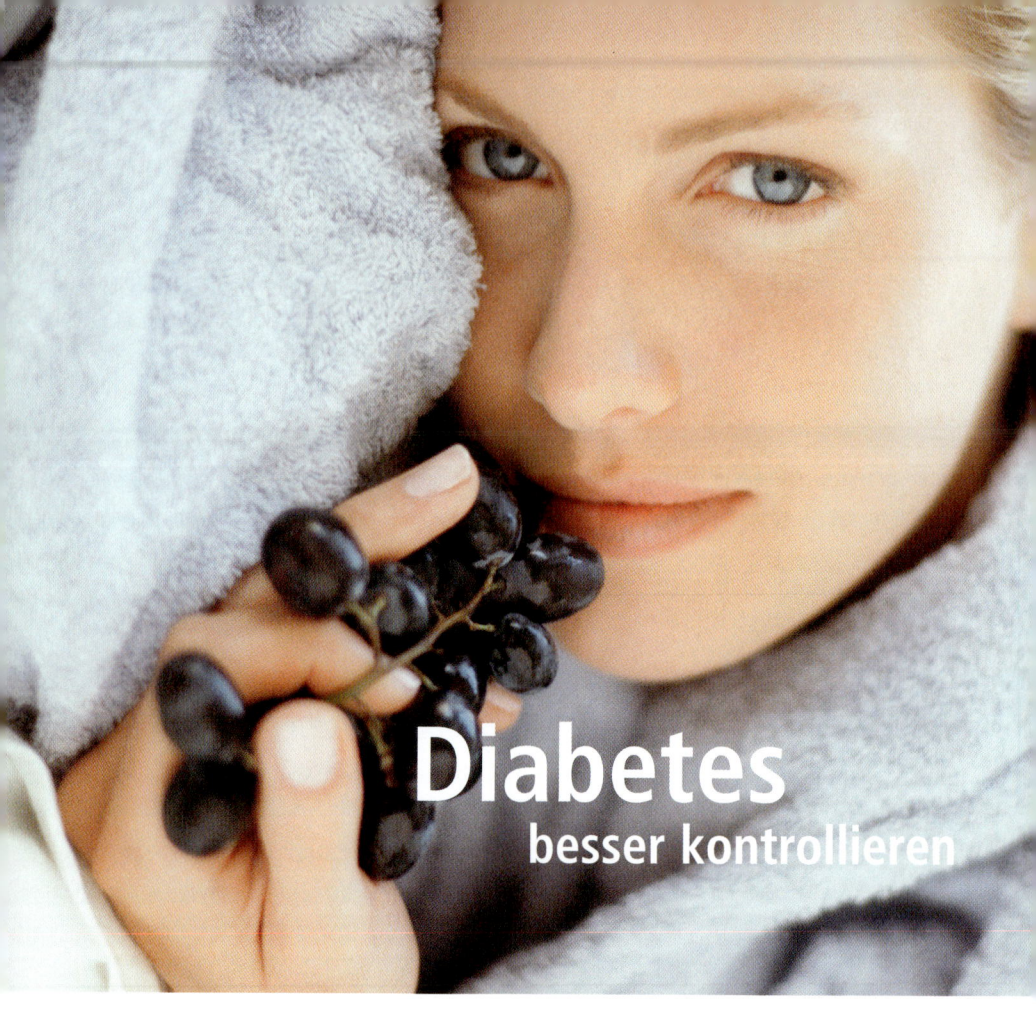

Diabetes
besser kontrollieren

Dass Menschen mit Diabetes anfälliger sind für bakterielle Infektionen, vor allem auch Infektionen des Zahnbettes (Parodontitis), ist seit langem bekannt. Neuere Untersuchungen zeigen jetzt, dass umgekehrt auch die Parodontitis Einfluss auf den Diabetes nimmt und ihn verschlimmern kann. Die Folge: Für Diabetespatienten mit ausgeprägter Parodontitis ist es schwerer, den Blutzuckerspiegel zu kontrollieren.

Diabetes

Die Zuckerkrankheit (Diabetes mellitus) ist eine chronisch verlaufende Stoffwechselkrankheit, bei der ein absoluter oder relativer Mangel an Insulin besteht. Insulin ist dafür verantwortlich, den Zuckergehalt im Blut zu regulieren. Infolgedessen führt ein Mangel an Insulin dazu, dass der Blutzuckerspiegel steigt. Fachleute schätzen die Zahl der heute in Deutschland an Diabetes Erkrankten auf etwa 10 Prozent der Bevölkerung.

Dass nahezu alle schlecht eingestellten **Typ-I-Diabetiker** auch an einer Parodontitis leiden, ist bereits seit Mitte des letzten Jahrhunderts bekannt. Wie stark der Verlust an Kieferknochen dabei ist, hängt häufig von der Dauer der Diabeteserkrankung ab. So ist insbesondere bei Patienten, die seit zehn oder mehr Jahren an Diabetes leiden, der Knochenverlust stärker ausgebildet als bei Nicht-Diabetikern. Ähnliches gilt für **Patienten des Typs II,** die je nach Altersgruppe ein bis zu 4,8fach höheres Risiko haben, an einer Parodontitis zu erkranken. Wie dieser Zusammenhang entsteht, ist bis heute nicht ausreichend geklärt. Möglicherweise liegen die Gründe in einer begleitenden Funktionsstörung des Immunsystems, was wiederum Auswirkungen auf den Stoffwechsel von Bindegeweben (Collagen) hat und zu einer höheren Infektionsanfälligkeit führt. Und beides kann schließlich eine Parodontitis verursachen.

Neueste Untersuchungen zeigen, dass nicht nur der Diabetes eine Parodontitis beeinflusst, sondern die Parodontitis auch – zumindest indirekt – auf den Blutzuckerspiegel bei Diabetikern vom Typ II einzuwirken scheint. Dabei spielen Parodontitis auslösende Bakterien offensichtlich eine besondere Rolle. Studien der vergangenen Jahre zeigen: Bei Typ-II-Diabetes Patienten führte eine **Parodontitisbehandlung** ohne chirurgische Eingriffe in Kombination mit einer Antibiotikatherapie zu einer Senkung des Blutzuckerspiegels. Für ein noch besseres Verständnis dieser Wechselwirkung bedarf es zwar noch weiterer Untersuchungen, dennoch lässt sich aus diesen Ergebnissen klar ableiten: Wird eine Parodontitis erfolgreich behandelt, hat dies einen positiven Effekt auf die Kontrolle des Diabetes. Und damit könnten auch Folgeerscheinungen wie die Schädigung des Auges, der Nieren oder der Blutgefäße verringert werden.

> **Typ-I-Diabetes**
> *Diese Form des Diabetes betrifft vor allem junge Leute. Die Anlage, diese Krankheit zu entwickeln, wird vererbt. Beim Typ-I-Diabetes werden die Insulin bildenden B-Zellen der Bauchspeicheldrüse durch eine so genannte Autoimmunreaktion durch das körpereigene Immunsystem zerstört. Durch individuelle Insulingaben kann der Blutzuckerspiegel kontrolliert werden.*

> **Typ-II-Diabetes**
> *Der Typ-II-Diabetes tritt vor allem in höherem Alter auf – daher auch die frühere Bezeichnung: „Altersdiabetes". Beim Typ-II-Diabetes reagieren verschiedene Gewebe des Körpers nicht mehr richtig auf Insulin und die Bauchspeicheldrüse produziert Insulin nicht mehr regelmäßig. Durch Ernährungsumstellung und Gewichtsverlust kann der Typ-II-Diabetes in der Regel kontrolliert werden.*

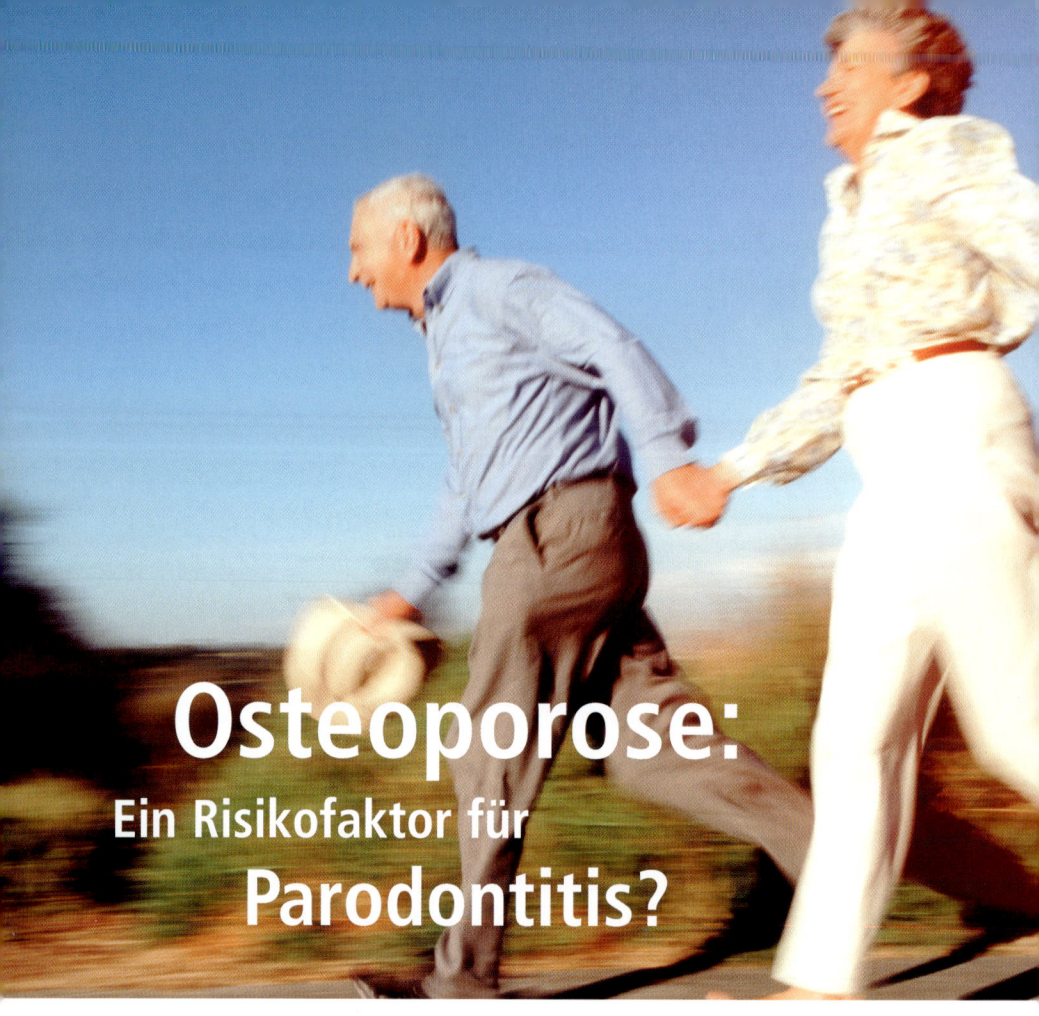

Osteoporose:
Ein Risikofaktor für
Parodontitis?

Lösen sich in einer Stahlbetonbrücke langsam und schleichend die tragenden Stahlseile auf, bricht irgendwann die Brücke unter ihrer eigenen Last zusammen. Ähnlich lässt sich der Krankheitsverlauf bei Menschen beschreiben, die an einer Osteoporose erkrankt sind: Die Knochenmasse schwindet, die tragenden Knochenbälkchen lösen sich langsam auf und schließlich wird der Knochen brüchig. Auch am Kieferknochen lassen sich Spuren des Knochenverlustes aufgrund einer Osteoporose nachweisen. Ob das Risiko für eine Parodontitis grundsätzlich durch eine Osteoporose erhöht wird oder beide Erkrankungen nur auf die gleichen Faktoren zurückzuführen sind, wird derzeit noch erforscht.

Osteoporose

Etwa 5 bis 7 Millionen Menschen sind nach offiziellen Schätzungen in Deutschland an einer Osteoporose erkrankt, darunter mehr Frauen als Männer. Frauen leiden häufiger an dieser Krankheit, weil mit Beginn der Wechseljahre der Körper keine Östrogene mehr produziert, die den Knochen schützen könnten. Jede dritte Frau und jeder sechste Mann über 50 Jahren lebt mit dem Risiko, einen durch Osteoporose bedingten **Knochenbruch** zu erleiden. Nicht nur die am häufigsten betroffenen Knochen (Wirbel, Beckenknochen, Oberschenkelhals, Arme, Finger und Rippen) werden dabei in Mitleidenschaft gezogen. Auch am Kieferknochen kann sich die Knochendichte verringern.

In zahlreichen Studien wurde eine solche Wechselbeziehung zwischen der **Knochendichte** der Skelettknochen im Körper und dem Unterkieferknochen nachgewiesen. Weitere Untersuchungen bestätigen, dass zwischen Osteoporose und dem Knochenabbau am Zahnhalteapparat sowie dem Zahnverlust ein Zusammenhang besteht. So hat sich gezeigt: Frauen mit Osteoporose in und nach den Wechseljahren haben mehr Zähne verloren oder sind häufiger zahnlos als Frauen in derselben Altersgruppe mit einer vergleichsweise normalen Knochendichte.

Unter Berücksichtigung weiterer Faktoren kamen die Wissenschaftler deshalb zu dem Schluss: Osteoporose kann ein **Risikofaktor für Parodontitis** sein.

Da es sich bei der Osteoporose jedoch nicht um eine entzündliche, den gesamten Körper betreffende Erkrankung handelt, die Parodontitis aber eine durch Bakterien ausgelöste Entzündung ist, sind eine Reihe von Fragen noch ungeklärt. Etwa ob die Osteoporose einen direkten Einfluss auf die Parodontitis oder lediglich auf den durch Mineralverlust bereits geschwächten Knochen hat.

> *Um die medizinischen und sozialen Folgen einer Osteoporoseerkrankung zu verringern, ist die Prävention entscheidend. So kann niedrig dosiertes Östrogen in den Wechseljahren dem Körper helfen, wieder mehr Kalzium in die Knochen aufzunehmen. Bei einer Therapie wird die Östrogengabe mit einer Fluorid- und Kalziumgabe kombiniert, um den Knochenaufbau zu fördern bzw. den Knochenabbau zu hemmen.*

Professionelle Zahnreinigung

Optimale Pflege für Zähne und Zahnfleisch

Über 80 Prozent aller Zahnfleischerkrankungen könnten durch eine verbesserte Prophylaxe verhindert werden. In kaum einem anderen Bereich der Medizin ist es nämlich so wie in der Zahnheilkunde möglich, Erkrankungen vorzubeugen oder durch frühzeitiges Erkennen zumindest eine Verschlimmerung zu stoppen – und das in jedem Lebensalter. Voraussetzung für gesunde Zähne und gesundes Zahnfleisch ist die Kombination der wichtigsten Prophylaxe-Bausteine: regelmäßige häusliche Zahnpflege, alle sechs Monate eine Kontrolluntersuchung beim Zahnarzt und die professionelle Zahnreinigung (PZR).

Mit regelmäßiger Vorsorge bleiben Zähne und Zahnfleisch dauerhaft gesund – und schädliche Auswirkungen auf den Organismus können rechtzeitig verhindert werden. Ein grundlegender Bestandteil der **Prophylaxe** ist selbstverständlich die tägliche Zahnpflege. Dabei sollten neben einer **Zahnpasta mit Fluorid** und Wirkstoffen gegen Plaquebakterien auch Zahnseide oder Zahnzwischenraumbürsten zur Säuberung verwendet werden. Zur optimalen Vorsorge gehört darüber hinaus risikoabhängig alle sechs Monate eine **Kontrolluntersuchung** beim Zahnarzt. Denn nur der Profi erkennt Krankheiten rechtzeitig und kann kleinere Schäden am Zahn oder Zahnfleisch noch frühzeitig beseitigen. Der dritte Prophylaxe-Baustein ist die **professionelle Zahnreinigung** (PZR). Wissenschaftliche Untersuchungen haben ergeben, dass die PZR in der Zahnarztpraxis die ideale Ergänzung ist, um Zähne und Zahnfleisch gesund zu halten, wenn sie, in Abhängigkeit vom individuellen Erkrankungsrisiko, regelmäßig durchgeführt wird. Denn häusliche Zahnpflege reicht allein selten aus, um wirklich alle bakteriellen Beläge von den Zähnen und vor allem aus den Zahnzwischenräumen zu entfernen.

Untersuchung und Aufklärung

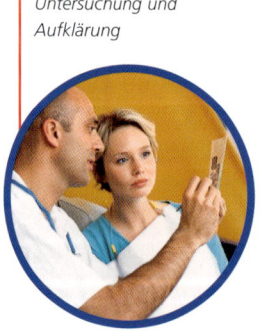

Entfernung der Beläge

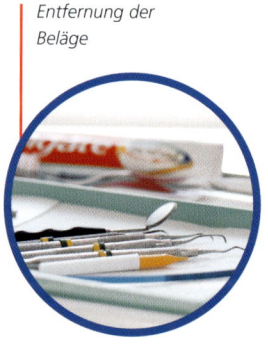

Gründliche Reinigung

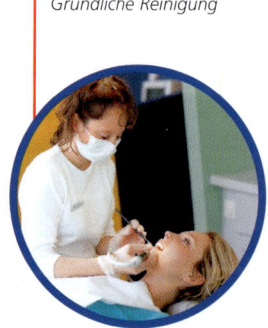

Die PZR: Schritt für Schritt

Am Anfang der PZR steht eine gründliche **Untersuchung** des Gebisses. Danach werden alle **Beläge** auf den sichtbaren Zahnflächen und in den Zahnzwischenräumen entfernt. Sind bereits erste Anzeichen einer Parodontitis sichtbar, kann über die PZR hinaus die gründliche Säuberung der Zahnfleischtaschen ihr Fortschreiten aufhalten.

Auch **Verfärbungen** durch Kaffee, Tee oder Zigaretten, eigentlich eher ein kosmetisches Problem, sind nach dem Einsatz von Spezialinstrumenten, zum Beispiel eines Pulverstrahlgerätes, verschwunden.

Sind die harten Beläge entfernt, kommen die weichen Ablagerungen an die Reihe. Dazu werden verschiedene Handinstrumente, kleine Bürstchen und Zahnseide benutzt. Weil Bakterien sich zuerst an rauhen Stellen und Nischen festsetzen, folgt als Nächstes die **Politur,** um die Zähne zu glätten. Anschließend werden die gereinigten Zahnflächen mit einem **Fluorid-Lack** überzogen. Das schützt die Zahnoberflächen vor den Säureattacken der Mundbakterien.

Der Gesetzgeber hat festgelegt, dass Zahnprophylaxe für Erwachsene zu den Eigenleistungen gehört. Deshalb wird diese Leistung nicht von den gesetzlichen Krankenkassen übernommen. Die Kosten für eine PZR sind abhängig vom Umfang und Zeitaufwand der Behandlung.

Doch jedem sollte seine Gesundheit eine solche Investition wert sein. Denn **rechtzeitige Vorsorge** beugt nicht nur teuren und oft schmerzhaften Zahn- und Zahnfleischbehandlungen vor, sondern dämmt auch den Risikofaktor Parodontitis ein.

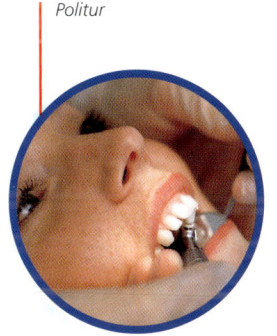
Politur

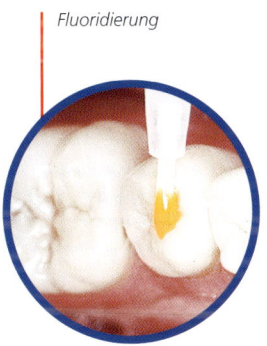
Fluoridierung

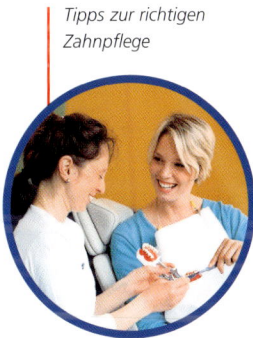
Tipps zur richtigen Zahnpflege

Weitere Informationen zum Thema finden Sie unter:

www.bzaek.de

www.colgate.de

www.monat-der-mundgesundheit.de

In dieser Serie bereits erschienen:

„Alles in Balance? – Diabetes und Mundgesundheit"
Diese 16-seitige Broschüre beschreibt den Einfluss des Diabetes auf die Mundgesundheit und umgekehrt (Bestellnummer: 00308).

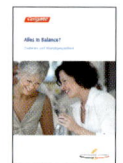

„Gesunde Zähne – ein Leben lang"
Die 16-seitige Publikation informiert über spezifische Mundgesundheitsprobleme bei Menschen ab 50 und wie man ihnen vorbeugen kann (Bestellnummer: 00305).

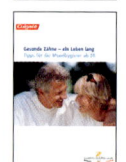

„Mundgesundheit ist Lebensqualität"
Eine 16-seitige Publikation über moderne Konzepte zur Mundprophylaxe zu Hause und beim Zahnarzt (Bestellnummer: 00306).

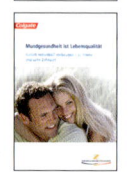

„Mundgesundheit von Anfang an"
Eine 14-seitige Publikation mit wertvollen Prophylaxetipps speziell für werdende Mütter und Kleinkinder (Bestellnummer: 00307).

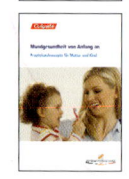

„Die professionelle Zahnreinigung beim Zahnarzt"
6-seitiger Info-Folder zur PZR. Beleuchtet die wichtigsten Aspekte und erläutert die einzelnen Behandlungsschritte (Bestellnummer: 00300).

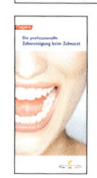

Bundeszahnärztekammer Chausseestraße 13 10115 Berlin	Colgate-Palmolive Lübecker Straße 128 22087 Hamburg	Zahnärzte können diese Broschüre beim Dentalhandel unter der Nummer 00304 bestellen oder unter www.colgateprofessional.de / www.bzaek.de kostenlos herunterladen.

Deekeling Arndt Advisors: